AF533976

Andrea Christiansen

Heilgebete

Die Kraft der heilenden Worte für sich und andere nutzen

Lüchow

Andrea Christiansen

Heilgebete

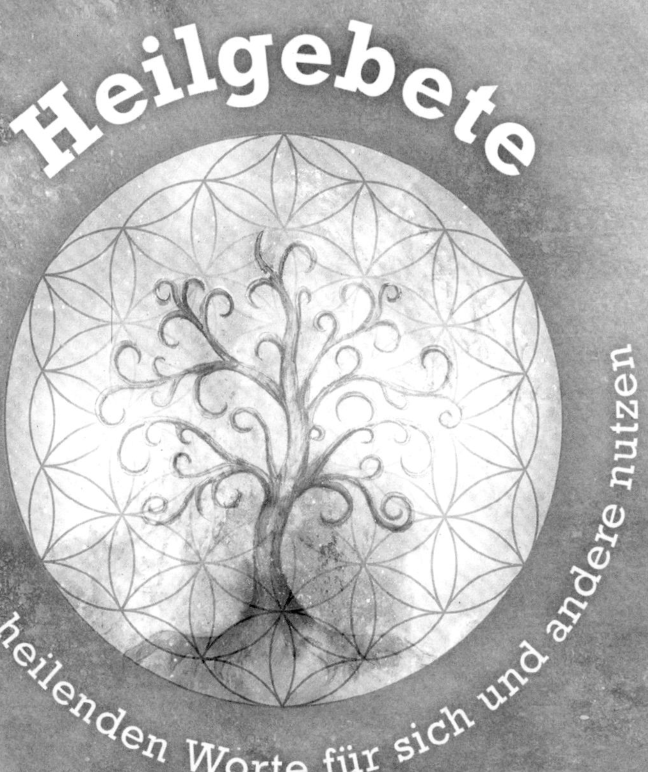

D… …ft der heilenden Worte für sich und andere nutzen

Lüchow

Andrea Christiansen

Heilgebete

Die Kraft der heilenden Worte für sich und andere nutzen

Lektorat
Ulrich Magin

Umschlag und Innensatz
Kerstin Fiebig [ad department]

Abbildung Titel
© adobe stock . jozefklopacka

Tribals
© iStock . akvlv | © envato . twinbrush

Druck & Verarbeitung
Beltz Grafische Betriebe Bad Langensalza

www.kamphausen.media

1. Auflage 2022

ISBN print 978-3-95883-564-1
ISBN eBook 978-3-95883-565-8

Bibliografische Information der Deutschen Nationalbibliothek
Die Deutsche Nationalbibliothek verzeichnet diese Publikation in der Deutschen Nationalbibliografie; detaillierte bibliografische Daten sind im Internet über http://dnb.d-nb.de abrufbar.

VORWORT

Als ich noch ein Kind war, wurde ein Mitschüler durch Besprechen von einer Warze am Fuß geheilt. Ich fand das sehr faszinierend, doch ob ich daran glauben wollte, da war ich mir nicht ganz sicher.

Ich wuchs in einer Familie auf, in der wissenschaftliche Beweise die Grundlage der Weltanschauung bildeten. Was man nicht sehen oder anfassen konnte, das gab es nicht.

Dabei konnte ich als Kind bunte Lichter sehen, besonders um die Blätter der Bäume herum, die andere nicht sahen. Da meine Schwester und ich aber oft zu hören bekamen, wir hätten zu viel Fantasie, wurden diese Wahrnehmungen immer seltener. Ich passte mich an. So geht es vielen „offenen" Kindern in unserer Welt. Welch verschenkte Chancen!

Damals hatte ich natürlich noch keine Ahnung, wohin mein Lebensschiff mich tragen würde. Erst eine Reihe von zum Teil sehr schmerzhaften Erfahrungen brachte mich zurück in meinen Garten der Wunder und Schönheiten, die diese Welt uns bietet.

Heute öffnen sich immer mehr Menschen den Möglichkeiten energetischer Heilmethoden, wenn sie sich von der Schulmedizin verlassen fühlen. Besonders die „Heilgebete" sind seit Jahrhunderten bekannt und werden immer wieder erfolgreich angewendet. Sei es, um Warzen oder Gürtelrose zu besprechen, oder aber, um für die Heilung eines Kranken allein oder gemeinschaftlich zu beten.

Im Mittelalter stand die christliche Kirche diesen alten Praktiken im Volk ablehnend gegenüber. Nur Priestern war es gestattet, für Heilung zu beten, da sie als Vermittler des Göttlichen galten. Erst in der frühen Neuzeit wurden Frauen und Männer als Hexen bzw. Hexer verbrannt, wenn sie ihre heilenden Fähigkeiten anwendeten. Die Kirche vergaß dabei, dass alle Heilung, die von Gott kommt, nicht nur durch ihre Priester bewirkt wird, da jeder Mensch ein Geschöpf Gottes ist. Es ist nicht einmal nötig, einer Glaubensgemeinschaft anzugehören.

Die Wahrheit ist: Jeder Mensch kann Heilgebete und Heilrituale erfolgreich anwenden, wenn er feinsinnig ist und frei von Eigennutz und Eitelkeit. Dabei ist es jedem selbst überlassen, ob er dies in einem religiösen Kontext tut, oder ganz frei von solchen Überzeugungen.

Anthropologische Forschungen der letzten 30 Jahre zeigen, dass der Mensch schon lange vor unserer Zeitrechnung um seine heilenden Fähigkeiten wusste und diese gezielt einsetzte. In einigen Völkern war dies nur den Medizinmännern und Medizinfrauen, den Schamaninnen und Schamanen, erlaubt, in anderen Kulturen wurde jedes Mitglied eines Stammes oder Clans in das

Ritual mit eingebunden. Der „Patient" übernahm dabei eine Eigenverantwortung für seine Heilung, die in unserer heutigen Medizin oft zu kurz kommt.

In letzter Zeit sind eine Reihe neuer Techniken oder auch alter Techniken mit neuem Namen bekannt gemacht worden, die den Menschen helfen sollen, ihre Beschwerden mithilfe von Energie aufzulösen. Gerade in Deutschland werden diese Heilmethoden oft noch immer in dem Bereich der Scharlatanerie verortet. Es stimmt, leider gibt es auch Anwender, die nicht wissen, was sie tun, und Heilungsversprechen abgeben, die sie nicht einhalten können. Oft heißt es auch, für sogenanntes geistiges Heilen brauche man eine Einweihung durch einen „Guru". In diesem Buch möchte ich Ihnen einerseits einen kurzen Abriss über die Geschichte der Heilgebete und des geistigen Heilens geben und ein paar Beispiele seriöser wissenschaftlicher Untersuchungen anführen, um Ihnen die Schwellenangst zu nehmen. Zudem möchte ich Ihnen zeigen, wie Sie selbst Ihre eigenen Fähigkeiten, die in Ihnen schlummern, wecken können, um für sich selbst und andere mehr Gesundheit zu schaffen. Im Prinzip ist es ganz einfach. Sie brauchen nur ein bisschen konsequente Übung.

Ich lade Sie ein, neugierig zu sein.

AM ANFANG WAR DAS WORT

In der Bibel heißt es: „Am Anfang war das Wort." Durch dieses Wort soll unsere Welt erschaffen worden sein. Dieses Wort ist der Ursprung allen Seins. Doch überlegen Sie einmal: Wenn Sie ein Wort sprechen wollen, ist dann nicht noch etwas anderes viel eher da? Steht nicht vor jedem Wort ein Gedanke? Erst wenn wir einen Gedanken gefasst haben, können wir ihn auch in Worte fassen. Und bevor dieses Gedankenwort da ist, ist es häufig ein inneres Bild, das den ersten Schritt zu einer neuen Schöpfung darstellt. Erste Schriftsprachen waren Bildsprachen, denn der Frühmensch dachte noch in Bildern. Aus den inneren Bildern heraus erschuf er seine Welt. Diese Bilder wandelten sich zu Gedankenworten und dann zu Sprachworten. Wie wichtig es ist, sich diese Vorgänge im Gehirn bewusst zu machen, werden Sie zu einem späteren Zeitpunkt noch deutlich erkennen, wenn es darum geht, unsere inneren Bilder zu wirksamer Heilung einzusetzen.

Doch nicht nur im Christentum wird von einem Wort berichtet, das am Anfang der Schöpfung war. Der Klang, der die Leere erfüllt, findet sich in sehr vielen Schöpfungsgeschichten überall auf der Welt.

Schöpfungsgeschichte aus Finnland

Im finnischen Heldengedicht „Kalevala" bestehen am Anfang der Himmel und ein weites, endloses Meer. Durch diese leere Welt treibt die einsame Göttin Luonnatar. Nach 700 Jahren fasst sie ihre Einsamkeit in Worte, und aus dem Klang der Worte entsteht ein weißer Vogel. Dieser legt zwei Eier auf Luonnatars Knie, von wo sie ins Meer gespült werden.

Dort, in der dunklen Tiefe des Meeres, brechen die Eier mit hellen Lichtstrahlen auf. Die beiden unteren Hälften der Eierschalen verwandeln sich in die Erde, die beiden oberen Schalen werden zum Himmel. Aus dem Dotter entsteht die Sonne, das Eiweiß wird zum Mond, zu den Sternen und den Wolken. Luonnatar beginnt auf dem Land, das auf diese Weise entstanden ist, die Welt zu formen, während der weiße Vogel sein Schöpfungslied singt und sie unterstützt.

Polynesien: Entstehung der Welt

Am Anfang existiert der Geist Taaora, welcher das gesamte Universum ausfüllt. Er fühlt sich sehr einsam. Eines Tages ruft er mit seiner Stimme hinaus in die Einsamkeit. Aus dem zurückkommenden Echo macht er ein Lied. Anfangs ist es noch ein ganz zartes, leises und flüsterndes Lied, aus welchem er das Meer und den Wind singt. Die Töne formen sich zu den Fischen, die das Meer beleben.

Dann verändert Taaora sein Lied, und erschafft damit das Land. Er singt weiße, weite Sandstrände und Steine jeder Form und Farbe. Jeder Stein hat seinen eigenen Klang und darüber singt er die Berge.

Nun wird sein Gesang lauter und kräftiger. Mit seinem Lied erschafft er Himmel, Sonne, Mond und Sterne. Der Sand presst sich zusammen und es treten fruchtbare, erdige Inseln hervor, auf die sein Lied als Samen fällt. Mithilfe des Regens entstehen so alle Pflanzen.

Taaora singt alle Lebewesen auf der Erde; die Insekten, Vögel und Tiere. Als er sieht, dass die Welt vollendet ist, singt er die Menschen aus sich selbst heraus: In die Menschen hinein singt er sich selbst mit seinem Lied und seinem Licht. So wurden die Menschen erfüllt von Licht und dem Lied der Welt.

Benin/Togo: Schöpfungsmythen aus Afrika

Bei den Völkern im Raum von Togo beginnt der Mythos der Entstehung mit Mawu, dem Schöpfergeist. Es gibt nur Mawu, der in seinem tiefen Schlaf durch die Leere treibt und von den Dingen träumt, die einmal sein werden. Weder Menschen noch Pflanzen oder Tiere, weder Sonne noch Mond, weder Luft noch Wasser, weder Tag noch Nacht existieren. Die Zeit der Welt beginnt, als Mawu den Traum zu Ende geträumt hat und erwacht.

Er nimmt die Leere und rollt sie zwischen seinen Handflächen zu einer Schlange. Durch seinen Atem erhält sie Farbe und Leben. So entsteht aus der Leere die Regenbogenschlange, die Mawu hilft, die Welt zu erschaffen. Gemeinsam erschaffen sie unbewegtes Meer und flaches Land in die Stille der Welt. Mawu erschafft

Berge, gefüllt mit Gold und Edelsteinen; die Regenbogenschlange sorgt für Gräben, wo Flüsse und Bäche entstehen. So ziehen beide über die Welt.

Doch Mawu hat vor Freude zu viele Wälder und Tiere erschaffen. Das Land droht im Meer zu versinken. Er bittet nun die Schlange, das Land hochzuhalten. Daraufhin windet sich die Regenbogenschlange dreitausendmal spiralförmig um die Erde. Bis zum heutigen Tage hält die Regenbogenschlange die Erde auf diese Weise. Die Schlangenspiralen umkreisen immer weiter die Erde. Auf diese Weise bewegen sie die Planeten und Sterne über den Nachthimmel. Wenn die Sonne durch den Regen schimmert, erscheint eine ihrer Spiralen als Regenbogen. Blitz und Donner sehen wir, wenn ihre Schuppen aufleuchten.

Bewegt sich die Schlange einmal zu heftig, erleben die Bewohner der Erde dies als Erdbeben. Wenn sich die Spiralen eines Tages von der Erde lösen, wird sie auseinanderfallen und untergehen.

Sie sehen also, das Beatmen von etwas und die Kraft des Wortes haben in allen Kulturen eine tiefe traditionelle Verbindung. Und nicht nur das: Moderne Therapien, ganz besonders in der Psychotherapie, basieren auf der Erforschung dessen, was in den Kulturen eingesetzt wurde, um Heilung zu bewirken. Heilgebete und die Kunst des Besprechens sind schon vielfach wissenschaftlich untersucht worden. Schauen wir uns dies im nächsten Kapitel etwas genauer an.

GEISTIGES HEILEN – WAS IST DAS?

Geistiges Heilen ist gar nicht so einfach zu erklären. Für all jene, die bisher dachten, es habe etwas mit Kontakt zu Geistern zu tun, mit der Beschwörung von Dämonen und Ähnlichem: Nein, so einfach ist es nicht.

Um geistiges Heilen zu erklären, zumindest im Ansatz, müsste ich eigentlich sehr tief einsteigen und bei den schamanische Völkern beginnen. Da ich hier aber keine Doktorarbeit schreibe, sondern einen Ratgeber, den Sie gut verstehen sollen, versuche ich mich kurz zu fassen.

Dennoch beginnen wir mit den schamanische Völkern, also all jenen Völkern vor der „Erfindung" der monotheistischen Religionen. Als der Mensch noch mit der Natur lebte und seine Sinne noch nicht so wie heute abgestumpft waren, empfand er Kontakte zu Naturgeistern und unsichtbaren Energien als etwas Normales. In jedem Stamm gab es Menschen, die besonders befähigt waren, Kontakte zu diesen Energien herzustellen: die Schamanen. Wer sich heute in der modernen Welt Schamane nennt, schmückt sich mit fremden Federn. Ein echter Schamane benötigt eine Ausbildung von über 20 Jahren in einer wahren schamanischen Kultur, wie es nur noch wenige auf unsere Welt gibt und nicht ein paar Wochenendkurse. Ich käme nie auf die Idee, mich Schamane zu nennen.

Durch Gesang, Tanz, Rhythmusinstrumente und geheimnisvolle Zeremonie traten die Schamanen in Kontakt mit der geistigen Welt, dem Unsichtbaren. Hier erbaten sie Erkenntnisse über die Ursachen von Erkrankungen, um dann mithilfe von Kräutertränken, Handauflegen und Gebeten die Heilung zu initiieren.

Um sich die Welt besser zu erklären, entwickelte der Mensch von jeher ein religiöses Verständnis.

In den polytheistischen Religionen, wie sie in der Römerzeit noch vorherrschten, wirkten Männer und Frauen als Priester und Priesterinnen noch nebeneinander.

Mit dem Entstehen monotheistischer Religionen wie des Judentums, des Christentums und des Islams, verbunden mit dem Bestreben des Mannes, eine Vorherrschaft über die Frau zu erlangen, veränderte sich auch das religiöse Verhalten. Schon immer gehörte zu diesem religiösen Verhalten die Ausübung der Heilung durch Rituale und Gebet. Frauen waren gleichberechtigt beteiligt. Die drei monotheistischen Weltreligionen sind extrem patriarchalisch ausgerichtet, und im Christentum hat nur der Priester das Recht, Gebete im Namen des einzelnen Gottes zu sprechen und damit Heilung zu bewirken. Einzig im Auftrag dieses Priesters dürfen andere Menschen an Heilgebeten teilnehmen. Bestimmte Gebetsrituale und Texte wurden festgelegt, alles andere wurde verdammt als heidnisch und vom Teufel kommend. Auf diese Weise wurde viel kulturelles Wissen vernichtet. Gleichzeitig verleibte sich die christliche Kirche einen Großteil der alten Rituale ein, um die Bevölkerung auf ihre Seite zu ziehen.

Jesus Christus, ein einfacher Handwerker, übte die Kunst des Heilens durch Handauflegen und Besprechen aus. Er war kein Priester. Er lehnte die Verehrung von Statuetten und den Bau von prunkvollen Tempeln ab. Seine Nachfolger sahen das anders.

Heilen durch Gebet und Segnung

Erfreulicherweise hat sich überall auf der Welt das Wissen um alte Heilrituale erhalten. Auch die grausamen Hexenverbrennungen, denen zahllose Männer, Frauen und Tiere zum Opfer fielen, konnte dieses Wissen nicht vernichten.

Besonders in den ländlichen Gegenden findet sich eigentlich in jedem Dorf ein Mann oder eine Frau, der/die Warzen, Gürtelrose, Flechten und andere Gebrechen bespricht. Die Bezeichnung für diese Menschen unterscheidet sich je nach Region. In Österreich nennt man sie Wender, was von „abwenden" hergeleitet ist. In vielen Gegenden Deutschlands werden sie Abbeter genannt, in anderen Gegenden heißen sie Besprecher oder einfach Dorfhexe. Da niemand mehr verbrannt wird, ist diese Bezeichnung heutzutage ungefährlich.

Jede Dorfhexe, jeder Abbeter hat seine ureigene Vorgehensweise. Teilweise ist diese aus der Familientradition entstanden. Denn häufig wird die Gabe des Heilbetens in der Familie weitergegeben. Oft handelt es sich um Rituale um den Vollmond herum. Ich bespreche zum Beispiel alle Arten von Warzen und andere Hauterscheinungen wie Flechten am Tag vor Vollmond, am Vollmondtag und am Tag nach Vollmond. Gürtelrose bespreche ich immer sofort. Meine Erfahrung ist, je schneller man bei einer Gürtelroseerkrankung mit dem Besprechen anfängt, desto besser heilt sie und desto weniger Probleme mit anschließenden Nervenschmerzen hat man. Ich freue mich immer, wenn sich jemand bei mir meldet, dem ein Arzt zuerst das Besprechen empfohlen hat. Es lässt sich wissenschaftlich nicht erklären, es ist aber tatsächlich so, dass gerade bei Gürtelrose die Problematik mit anschließenden Nervenschmerzen deutlich stärker ist, wenn erst später oder gar nicht besprochen wurde. Dabei darf man nicht vergessen: Gürtelrose ist eine schwere Erkrankung. Betroffene brauchen viel Ruhe und müssen unbedingt krankgeschrieben sein. Die ersten zwei Wochen sind in der Regel schmerzhaft und kräftezehrend. Doch ich habe auch schon gesehen, wie bei Menschen, die vor der Einnahme von Medikamenten zu mir kamen, die Hauterscheinungen sich von einem Tag auf den anderen deutlich abschwächten. Da das Besprechen nicht schadet, ist es immer einen Versuch wert.

Heilgebete und Sprüche

Häufig werden die Heilgebete und Sprüche in der Familie weitergegeben. Einige bleiben stets geheim, andere, wie die Gebete zu den 14 Heiligen Nothelfern aus dem Christentum, sind öffentlich. Jede Familie hat ihr eigenes Ritual zur Weitergabe der Sprüche.

Häufig werden mehrere Sprüche kombiniert. Bei mir ist es so, dass manche Sprüche plötzlich in meinem Kopf entstehen. Diese Spontansprüche wende ich ergänzend an.

In der Regel sage ich die Sprüche sehr leise auf, sodass der Klient sie nicht hören kann. Einige werden auch gesungen. Gesang hat in Heilritualen eine lange Tradition.

Mehr darüber erfahren Sie in einem späteren Kapitel über die Anwendung von Heilgebeten.

Segnen von Mahlzeiten

Eine der häufigsten Anwendungen von Gebeten mit der Erwartung einer positiven Veränderung ist das Segnen von Mahlzeiten. Ein einfaches Gebet aus meiner Kindheit lautete:

Lieber Herr, sei unser Gast
und segne, was du uns bescheret hast.

Im Liturgiekalender der christlichen Kirchen finden wir zahllose Tischgebete. Beispielsweise:

Segne, Vater, unser Essen,
segne, was du uns jetzt schenkst!
Danke, dass du bei uns bist,
dass du immer an uns denkst!

Eine Untersuchung mithilfe der Kirlianfotografie, welche die Energieabstrahlung von lebenden Dingen zeigt, soll belegt haben, dass die Abstrahlung von gesegneten Nahrungsmitteln höher ist als die von ungesegneten.

Der Segen von Mahlzeiten hat für mich allerdings einen ganz anderen Wert. Gerade in unserer modernen, hektischen Welt nehmen wir unsere Nahrungsmittel eher beiläufig zu uns. Ein Kaffee und ein Brötchen vor dem Computer am Morgen als Frühstück, das Mittagessen im Gespräch mit Kollegen, das Abendessen vor dem Fernseher. Wir wissen gar nicht mehr, was wir essen. Und wie viel. Dies ist mit ein Grund, warum die Fettleibigkeit in unserer Gesellschaft so zunimmt.

Das Gebet, der Segen einer Mahlzeit, macht uns bewusst, dass etwas vor uns steht, das uns gut tut. Wir stellen eine mentale Verbindung zu unserer Nahrung her. Diese mentale Verbindung ermöglicht dem Körper, sich auf den Prozess der Nahrungsaufnahme und der Verdauung einzustellen. Eine bewusst wahrgenommene Mahlzeit hat einen erheblich höheren Wert als etwas, das wir so nebenbei in uns hineinstopfen. Gleichzeitig macht bewusstes Essen schneller satt.

Darum ist auch die Segnung dieser Mahlzeit, meiner Ansicht nach, in ihrem sprachlichen Ausdruck von Bedeutung. Wenn ich meine Mahlzeiten segne, dann nutze ich keine vorgefertigten Sprüche. Ich überlege mir, was ich gerade brauche und wofür ich dankbar bin. Und so lauten die Segensprüche für meine Mahlzeiten in der Regel wie folgt:

„Ich danke allem Leben das sich hier gegeben hat, pflanzlichem und tierischem, damit ich genährt werde und lebe. Ihr lebt in mir weiter. Ich segne dieses Mahl mit Liebe, Gelassenheit und Zuversicht. Danke."

Sie können Ihren Segenspruch also ganz individuell entwickeln. Wenn es Ihrem Leben an Fröhlichkeit und vielleicht Gesundheit mangelt, segnen Sie Ihr Essen mit Fröhlichkeit und Gesundheit.

Und dann nehmen Sie Fröhlichkeit und Gesundheit ganz bewusst zu sich. Sie werden feststellen, dass diese Art des Essens tatsächlich Ihr Allgemeinbefinden deutlich verbessert und eventuell sogar dafür sorgt, dass Sie weniger essen und andere Dinge essen.

Heilung durch Berührung

Eine der ältesten Heilformen ist die Heilung durch Berührung. Es gibt ein paar Unterschiede in der Durchführung bei den einzelnen Techniken. Einige verlangen ein Einweihungsritual, zum Beispiel Reiki. Viele der Techniken beginnen für den Lernenden damit, bestimmte Stellen am Körper, die genau festgelegt sind, zu berühren. Im Jin Shin Jiutzu, einer japanischen Heiltechnik, die jeder lernen kann, nennt man diese Punkte „Schlüssel". Die Ebenen des Körpers und des Geistes, mit denen diese Schlüssel verbunden sind, heißen „Tiefen". Mit etwas mehr Erfahrung und der Entwicklung einer besonderen Sensitivität finden die Hände die notwendigen Stellen am Körper von alleine. Dies geschieht einfach durch Übung.

Als ich 2008 einen schweren Bandscheibenvorfall erlitt, wurde ich aufgrund der Umstände (wegen der Weihnachtsfeiertage war kein Arzt bereit, sich um mich zu kümmern, es wurde nur auf das Krankenhaus verwiesen, falls er sich verschlimmere) mit klassischer Homöopathie in Hochpotenz behandelt und zur Selbstbehandlung durch Handauflegen mit Jin Shin Jiutzu angeleitet. Da ich auch Reiki-Meisterin bin, konnte ich diese beiden Techniken verbinden. Der Rückenspezialist, der mich am 5. Januar untersuchte, konnte sich die erstaunliche Besserung nicht erklären.

Berührungen führen zu einer tiefen Resonanz im Körper. Das zeigt sich bei den unterschiedlichsten Formen von Heilung durch Berührung. Dabei muss nicht immer der Körper direkt angefasst werden. Ein Kontakt zum Energiefeld reicht oft aus.

Deep Field Relaxation – die Tiefenfeldentspannung von Clif Sanderson

Clif Sanderson war ein neuseeländischer Heiler, der die Tiefenfeldentspannung ebenfalls von einer alten Heilerin lernte. Damals hatte diese Technik noch keinen Namen. Den erdachte er, als er auf seinen Reisen um die Welt durch seine Art der Berührung und der Tiefenatmung erstaunliche Erfolge erzielte. So arbeitete er nach der Reaktorkatastrophe von Tschernobyl in einem russischen Krankenhaus auf der Kinderstation. Kinder, die von ihm behandelt wurden, hatten deutlich höhere Überlebensraten. Das russische Gesundheitsministerium zeichnete ihn später für seine Verdienste aus. Im Jahr 2005 führte die Universitätsklinik Freiburg eine wissenschaftliche Studie mit Krebspatienten durch und bestätigte die Wirksamkeit seiner Methode.

Die Tiefenfeldentspannung ist leicht erlernbar und für jeden durchführbar. Eine Einweihung durch ein Ritual ist nicht notwendig.

Therapeutic Touch – heilende Berührung

Basierend auf alten Heiltechniken entwickelte die Pflegeprofessorin Dolores Krieger aus New York in den siebziger Jahren ein Konzept, bei dem berührungsloser Kontakt über die Aura des Körpers in einer bestimmten Reihenfolge begleitend zu schulmedizinischen Behandlungen zur Harmonisierung und zur Aktivierung der Selbstheilungskräfte beitragen sollte.

Bei dieser Technik wird der Körper nicht direkt berührt. Die Hände bewegen sich einige Zentimeter über der Körperoberfläche. Auch in diesem Bereich hat der Mensch schon eine Empfindungsfähigkeit. Wir arbeiten hier also im Energiefeld des Körpers. Vergleichbar ist diese Technik ein wenig mit der „Auramassage". In beiden Fällen spürt der Behandler das Energiefeld um den Körper herum und versucht, durch die Bewegung seiner Hände eine Umstimmung und Aktivierung herbeizuführen. Hierfür ist es notwendig, seine eigene Sensitivität zu schulen. Es ist wichtig, sich von Erwartungen zu lösen, dem Wunsch, etwas wahrzunehmen, und das zu erspüren, was tatsächlich da ist. Doch das gilt für alle Methoden des geistigen Heilens.

Als ich gerade begonnen hatte, mich mit geistigem Heilen zu beschäftigen, ich war Mitte 20, übte ich auch die Auramassage. Wir waren eine Gruppe und tauschten uns untereinander aus. Der zu Behandelnde lag mit geschlossenen Augen auf einer Matte und der Behandelnde bemühte sich, das Energiefeld um den Körper herum zu erspüren und sanft zu streicheln. Ich stellte fest, dass dies sehr tiefe Reaktionen in mir hervorrief. Und bei einigen Teilnehmern konnte ich diese Art der Berührung nicht ertragen. Es ging mir einfach zu nahe.

So verwundert es nicht, dass die Forschungsarbeiten zu Therapeutic Touch Verbesserungen bei der Schmerzwahrnehmung, Minderung der Nebenwirkungen einer Chemotherapie, eine beschleunigte Wundheilung und eine Verringerung von Ängsten und Stress nachweisen. Auch eine Stärkung des Immunsystems und eine allgemeine Förderung des Wohlbefindens ließ sich belegen.

Reconnective Healing und „Quantenheilung"

Der amerikanische Osteopath Eric Pearl nennt seine Heilarbeit, bei der die Hände ebenfalls knapp oberhalb des Körpers gehalten werden, „Reconnective Healing". Er berichtet, dass Patienten plötzlich Heilerfahrungen erlebten, wenn seine Hände nur in die Nähe des

Körpers kamen. So entdeckte er diese außergewöhnlichen Möglichkeiten, Heilung zu bewirken.

Erstaunlich finde ich, dass es in den USA oft die Chiropraktiker sind, die diese alten neuen Techniken oder Methoden publizieren. Dr. Frank Kinslow und Dr. Richard Bartlett haben unabhängig voneinander ebenfalls ähnliche Methoden publiziert, bei denen teilweise berührt und teilweise im Energiefeld gearbeitet wird. Diese sind unter dem Oberbegriff „Quantenheilung" bekannt.

Reiki

Reiki ist ebenfalls eine Heiltechnik, die mit dem Auflegen der Hände auf dem Körper oder auf dem Energiefeld des Körpers arbeitet. Reiki wird durch eine Einweihung im Behandelnden initiiert.

Der japanische Mönch und Lehrer Dr. Mikao Usui soll um 1922 herum auf dem heiligen Berg Kurama während einer 21-tägigen Fastenmeditation ein Satori-Erleuchtungserlebnis erfahren haben.

Auf Grundlage dieses Erlebnisses beschloss Usui, in Kyotos Elendsvierteln Arme und Kranke zu behandeln. Diese Arbeit führte zur Entwicklung des Reiki-Systems. In den 1930ern erlernte die Amerikanerin Hawayo Takata, die aus Japan stammte, von Usui das Reiki und wurde die erste Reiki-Meisterin außerhalb Japans. Durch sie verbreitete sich die Technik in alle Welt.

Wer im Internet stöbert, wird weitere „Techniken" mit unterschiedlichen Namen finden, die einzig das direkte Energiefeld des Menschen als „Werktisch" nutzen.

Heiltechniken, die mit Berührungen arbeiten, führen in der Regel zu einer Verbesserung des Allgemeinzustandes. Berührungen sind dabei nicht nur für Kinder, sondern auch für alte Menschen von Bedeutung. Das wird in der Pflege leider oft vergessen oder es bleibt nicht genug Zeit.

Kein Leben ohne Berührung

Es gibt noch eine Vielzahl von Heilmethoden durch Berührung. Bei einigen wird der Körper mit kräftigen Strichen von oben nach unten abgestrichen, bei anderen wird er mit flachen Händen beklopft oder bestimmte Punkte werden gedrückt und gehalten. Denn der Mensch braucht, um leben zu können, Berührung.

Kaiser Friedrich II. von Hohenstaufen (26. Dezember 1194 bis 13. Dezember 1250) soll Versuche mit Waisenkindern unternommen haben, deren Ammen es verboten war, den Kindern mehr zu geben als Nahrung und saubere Kleidung. Er untersagte Berührungen und Ansprache. Der Kaiser wollte herausfinden, ob die Kinder auf natürliche Weise zu sprechen begännen und welche Sprache sie dann sprächen. Doch ohne Berührungen, Liebkosungen und eine direkte Ansprache ist der Mensch nicht lebensfähig. Alle Kinder starben.

Weitere Methoden des geistigen Heilens

Geistiges Heilen umfasst nicht nur Gebete und Berührungen. Auch Operationen, bei denen gar nicht in den

Körper eingedrungen wird, sondern eine Art Show-Operation mit Innereien und Blut von Hühnern stattfindet, sind aus Ländern der Karibik und aus Afrika bekannt.

Bei den Völkern des Himalajas werden Dämonen beschworen, den Körper eines Erkrankten wieder zu verlassen. Hier kommen Gesänge und Rhythmus zum Einsatz, wie sie schon vor Tausenden von Jahren bei allen Völkern der Erde üblich waren.

In unserer westlichen Welt bezieht sich der Ausdruck Geistiges Heilen in erster Linie auf Techniken, die mit Energiefeldern arbeiten. Die Energiefelder des Menschen sollen harmonisiert und seine Selbstheilungskräfte aktiviert werden. Doch die Anwendung dieser von der Schulmedizin als Unfug abgetanen Techniken ist nicht immer harmlos. Ein Beispiel: Ein Mann suchte meine Praxis mit Rückenschmerzen, Verdauungsbeschwerden und einem starken Kältegefühl im Unterleib auf. Darüber hinaus hatte sich eine sexuelle Störung eingestellt. Er berichtete, dass er drei Monate zuvor auf Einladung eines Freundes zu einem südamerikanischen Heiler gegangen war. Dieser hatte ihm erzählt, er werde eine Art Aura-Operation durchführen. Er werde die Aura aufschneiden, die krankmachende Energie entfernen – dann würde alles gut sein. Das Gegenteil war der Fall, denn zu den ursprünglichen Rückenschmerzen waren weitere Beschwerden gekommen.

Ich bat den Mann, sich auf einen Hocker zu setzen, die Augen zu schließen und sich auf seinen Atem zu konzentrieren. Auch ich konzentrierte mich erst einmal auf mich selbst, bevor ich mit meinen Händen wenige Zentimeter vom Körper entfernt die Energien des Mannes zu ertasten begann. Ich weiß, es klingt unglaublich, doch ich konnte an der Vorderseite ein kaltes Feld wahrnehmen, das sich wie ein Loch anfühlte. Ich schob nun von der Seite her die wärmeren Bereiche in dieses Feld hinein. Gleichzeitig stellte ich mir dabei vor, ich würde damit ein Loch verschließen. Danach ließ ich meine Hände noch eine Weile über diesem Feld ruhen und stellte mir vor, wie Wärme dort hineinströmte. Das Erwärmen seines Unterleibes nahm der Mann sofort wahr. Im Rücken hatte ich den Eindruck, in ein verdichtetes Feld zu fassen. Ich hielt meine Hände darüber, während ich sanft dorthin pustete. Dabei stellte ich mir vor, wie Nebel von sanftem Wind und Sonnenlicht aufgelöst wurde.

Ich fragte den Mann, was ihm denn eventuell beruflich so im Kreuz liege oder ob er sich im Privaten zu etwas gedrängt fühle. Er brauchte mir nicht zu antworten. Er sollte nur darüber nachdenken.

Vier Wochen später rief er mich an und erzählte mir erfreut, seine Erektionsstörungen und seine Verdauungsprobleme seien verschwunden. Und auch sein Rücken sei deutlich entspannter. Das zugrunde liegende Thema habe er erkannt.

Wenn Sie also mit Heilgebeten und geistigem Heilen arbeiten wollen, gehen Sie achtsam mit ihren Mitmenschen um.

Die psychotherapeutische Seite

Der Mensch tut sich schwer, Verantwortung für sich selbst zu übernehmen. Es ist doch viel angenehmer, wenn man einem Gott, einem Dämon, dem Partner oder unglücklichen Umständen die Verantwortung zuschieben kann.

Dies war den Schamanen der alten Völker durchaus bewusst. So basierten ihre Behandlungsrituale auf folgenden Grundregeln:

_ der Übertragung des Übels auf einen materiellen Gegenstand
_ der Übertragung auf ein Tier oder einen Menschen
_ der Vertreibung übelwollender Dämonen und Geistwesen, nach besonderen Ereignissen oder zu regelmäßigen Zeitpunkten
_ der Übertragung auf einen Sündenbock, zum Beispiel einer Ziege oder einen Hahn, der dann vertrieben oder getötet wird

Bei einer rituellen Heilung wurde auch immer unmittelbar der Clan oder der ganze Stamm mit einbezogen. Wenn alle an die Heilung glauben, sich für die Heilung einsetzen und die Heilung unterstützen, fällt es dem Patienten schwer, nicht ebenfalls an seine Heilung zu glauben. Der Glaube an die eigene Heilung und die innere Vorstellung von eigener Gesundheit sind ein maßgebliches Werkzeug, Heilung zu bewirken.

Genau dies nutzte auch der amerikanische Persönlichkeitstrainer Art Reade.

Seine Methode bezog sich auf die Bewusstmachung der eigenen Gedankenstrukturen ganz besonders über das Krankheitsbild Krebs. Aufgrund eigener Erfahrungen in der Familie entwickelte er ein Konzept, bei dem alle Familienmitglieder überzeugend darlegen mussten, dass sie an die Heilung ihres erkrankten Familienmitglieds glauben. Er bezog auch den Einfluss der äußeren Umgebung in seine Heilarbeit mit ein. Jeder Gegenstand im Haushalt, der bei dem Erkrankten ein negatives Gefühl auslöst, musste entsorgt werden. Seine Erfolge waren erstaunlich.

Bei vielen Methoden des geistigen Heilens wird auf die eine oder andere Weise das direkte Umfeld des Erkrankten mit einbezogen.

Da die Natur nachweislich einen positiven Einfluss auf den Menschen ausübt, führen manche Heiler ihre Kunst auch nur im Freien, in einem Park, auf einer Wiese oder in einem Wald aus. Andere gestalten die Räumlichkeiten, in denen sie ihre Klienten empfangen, mit Naturbildern, Fototapeten und Pflanzen.

Eine entspannte Psyche ermöglicht es dem Körper, seine Biochemie positiv zu verändern, so dass Selbstheilungskräfte aktiviert werden. Auch dies ist ein Aspekt bei allen Heilmethoden.

Berührungen und Heilgebete, einzeln oder in Kombination lösen eine entspannende und regenerative Reaktion in Körper und Geist aus, wie ich immer wieder feststelle. Wenn Sie beides nutzen wollen, hilft es, ein wenig über das Energiesystem des Körpers zu wissen.

DER MENSCH UND SEIN ENERGIESYSTEM

In der Schulmedizin wird der Mensch betrachtet wie ein Auto in der Autowerkstatt. Er besteht aus festen Teilen; in der modernen Medizin ist es möglich, einzelne Teile, Gelenke oder Organe bei Bedarf zu ersetzen. Der Mensch ist jedoch mehr als seine einzelnen Teile, mehr als bloß fester Körper.

„Die Zelle ist eine mit Energie betriebene Maschine. Man kann sich ihr daher entweder durch die Untersuchung der Materie des Körpers oder in ihrer Energie nähern. In jeder Kultur und medizinischen Tradition vor der unseren heilte man, indem man Energie bewegte", sagte Albert Szent-Györgyi, Nobelpreisträger für Medizin 1937.

Selbst in den Lehren des Pythagoras finden sich nicht nur Informationen über gleichschenklige Dreiecke, sondern auch über Klangheilung. Ihm war bereits damals bewusst, dass Klang und damit Schwingung in Resonanz zu den Schwingungen der körperlichen Zellen geht.

Wer sich dem geistigen Heilen nähert, kommt nicht darum herum, den Menschen anders zu betrachten als ein Stück Materie, für dessen Heilung einfach hier und da ein wenig herumgeschraubt oder etwas ersetzt werden kann.

Aus den asiatischen Philosophien sind uns die Energiezentren bekannt, die sich außerhalb des menschlichen Körpers in einem Energiefeld befinden, diesen aber auch durchdringen. Auch dieses Energiefeld ist mehrschichtig.

Für diejenigen unter Ihnen, die sich ganz neu mit diesen Themen befassen, möchte Ich hier kurz einen Überblick über die Haupt-Energiezentren (Chakren) geben:

Das Wurzelchakra Mûlâdhâra

Sein körperlicher Berührungspunkt befindet sich am Damm, also zwischen After und äußeren Geschlechtsteilen.

Aspekte, die diesem Chakra zugeordnet werden: Urvertrauen, Selbstbejahung, Durchsetzungskraft, Verbindung zur Erde, Fundament des Lebens, Zeugungskraft.

Das Sexual- oder Sakralchakra Svadhishthana

Seinen körperlichen Berührungspunkt finden wir eine Handbreit unterhalb des Bauchnabels.

Zugeordnete Aspekte: schöpferische Kraft, Fortpflanzung des Seins, Erotik, Kreativität, Fantasie, Inspiration, Sinnlichkeit, ursprüngliche Gefühle fließen lassen, alle Arten von Gefühlen ausdrücken.

Solarplexus / das Nabelchakra Manipûra

Es wird auch Sonnengeflecht, Milz-, Magen- oder Leberchakra genannt. Körperlich verortet ist es unterhalb des Brustbeins.

Aspekte: Gestaltung des Seins, Sitz der Persönlichkeit, Lichtspeicher, Willenskraft, Entscheidungskraft, Ehrgeiz, gesellschaftliche Identifikation, Weisheit aus der Erfahrung.

Das Herzchakra Anâhata

Unser energetisches Herz finden wir in der Mitte der Brust im Bereich der Thymusdrüse. Sanftes Klopfen aktiviert diese Zone. Dies wird häufig eingesetzt bei Ängsten und Unsicherheiten. Aus der Tierwelt kennen wir es vom Gorilla, der diesem Punkt ebenfalls nutzt, um sich innerlich zu stärken und seinen Revieranspruch zu festigen.

Aspekte: Hingabe, Liebe, Transformation, Vereinigung der Gegensätze, Selbstlosigkeit, Selbstsicherheit, innere Freiheit.

Das Halschakra Vishuddha

Das Halschakra, auf Höhe der Schilddrüse, hat in unserem sprachgewaltigen Alltag vielfältige Aufgaben und gleichzeitig viel zu verarbeiten.

Aspekte: Kommunikation, Klangempfindung, Qualität der Sprache, kreativer Selbstausdruck, Offenheit, Unabhängigkeit, Inspiration, Brücke zwischen Denken und Fühlen.

Das Stirnchakra / dritte Auge Ajnâ

Dieses Chakra hat seinen Sitz an der Nasenwurzel, zwischen den Augenbrauen.

Aspekte: Selbsterkenntnis, Wahrnehmung des Innen und des Außen, Beobachtung, Intuition, Geisteskraft, Entwicklung der inneren Sinne, Willensprojektion, Erkennen von Dualität und Einheit.

Das Scheitelchakra Sahasrâra (auch: Kronenchakra)

Dieses Chakra finden wir am höchsten Scheitelpunkt.

Aspekte: reines Sein, Verschmelzen und Eins-Werden mit der Schöpfung, Selbstverwirklichung, Vollendung, universelles Bewusstsein, Verbindung zu dem, was wir „Universum“ oder „Göttlichkeit“ nennen.

Das Ahnenchakra Merkaba

Dieses Chakra finden wir oberhalb unseres Kopfes, etwa in der Höhe, in der sich unsere Fingerspitzen befinden, wenn wir unsere Arme lang nach oben ausstrecken.

Hier haben wir eine Verbindung zu den Ahnen aus der vergangenen Zeit, wie auch zu unseren Nachkommen, den Ahnen, die nach uns folgen. In der geistigen Heilarbeit ist es wichtig, diesen Zugang zu kennen und auch nutzen zu können. Hilfreiche Ahnen unterstützen uns gerne und wir können für die, die nach uns folgen, den Weg ein wenig ebnen, indem wir unsere Liebe vorausschicken. Genau betrachtet ist Zeit nicht linear, sondern alles ist jetzt. Der Mensch ist nur nicht in der Lage, innerhalb dieses Körpers Zeit anders wahrzunehmen. Er braucht die lineare Wahrnehmung mit aufeinander folgenden Ereignissen, um sein Leben zu verstehen. Außerhalb dieses Körpers sind wir diesen Begrenzungen nicht unterworfen.

Darüber hinaus umgibt unseren Körper eine Energiehülle aus mehreren Schichten. Diese feinstofflichen Körper sind mit unseren Chakren verbunden.

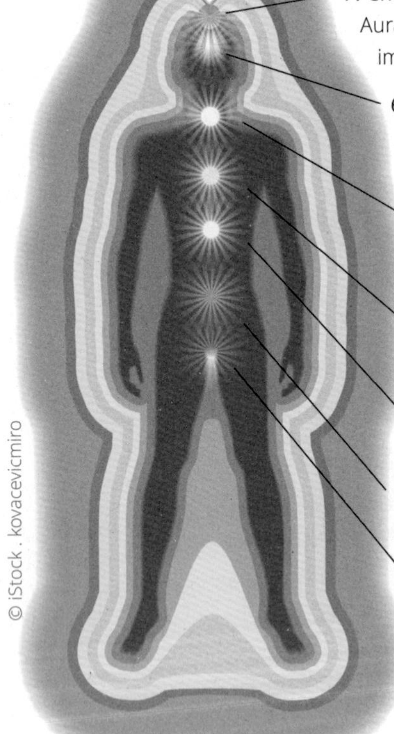

Die Energiekörper, auch Auraschichten genannt, ermöglichen es uns, unterschiedliche Erfahrungsebenen zu erleben, die jenseits des physischen Körpers liegen. Die Erfahrungen auf den Ebenen der Energiekörper werden häufig als Bewusstseinserweiterung beschrieben.

Der Ätherkörper, der den physischen Körper durchdringt und ihn um einige Zentimeter überragt, ist der Träger der Lebenskraft. In anderen Kulturen wird sie auch Chi oder Qi genannt. Die Lebensenergie des Ätherkörpers fließt innerhalb des festen Körpers auf Strömungsbahnen, die Meridiane genannt werden. Nahrung, Gedanken, Atmung, Bewegung und Lebensweise des Menschen haben einen Einfluss auf diese Kraft.

Der Emotionalkörper wiederum überragt den physischen Körper noch weiter als der Ätherkörper. In ihm wird alles gespeichert, was emotional auf den Menschen einwirkt. Jemand, der die Aura in Farben sehen kann, sieht in erster Linie den Emotionalkörper. Seine Farbe entsteht durch die Ausprägung der Gefühle.

Der Mentalkörper trägt unsere Gedankenenergien. Er ragt weitere 15 bis 20 cm über den physischen Körper hinaus. Die Gedankenenergien sind zunächst noch nicht mit Gefühlen verbunden. Erst wenn wir die Gedanken mit den Gefühlen verbinden, entsteht Schöpfungskraft. Das ist die wahre Macht des Menschen, seine Schöpfungskraft! Daher ist es so wichtig, dass wir umsichtig mit unseren Gedanken und ihren Verbindungen zu Gefühlen umgehen. Wenn sich die Gedanken mit destruktiven Gefühlen verbinden, erschaffen wir eine Welt voller Krankheit, Trauer, Verletzung und anderer Belastungen. Wenn wir unsere Gedanken bewusst mit positiven, freudvollen Gefühlen verknüpfen, erschaffen wir eine Welt voller Freude, Gesundheit, Liebe und Licht.

Denken Sie in diesem Zusammenhang bitte einmal an die weitreichenden Auswirkungen gewalttätiger Filme. Hier werden in Millionen Menschen Bilder und Gefühle erzeugt, die aggressiv und zerstörerisch sind. Und wie sieht unsere Welt aus?

Der Astralkörper ist jene Ebene, in der Raum und Zeit aufgehoben sind. Hier findet die Transformation zwischen physischer und spiritueller Welt statt.
Der Kausalkörper umschließt die anderen feinstofflichen Körper des Menschen. Er trägt den mentalen Aspekt, den emotionalen Aspekt und den physischen Aspekt des Menschen in die spirituelle Ebene hinein. Der Kausalkörper ist es, den wir immer wieder mitbringen in neue Inkarnationen.

Das Wissen um die Vielschichtigkeit des menschlichen Seins hilft uns, wenn wir mit Heilgebeten, Handauflegen, Auralesen und anderen feinsinnigen Techniken arbeiten wollen.

Wenn ich diese Schichten mit meiner Rassel, meiner Trommel oder mit bloßen Händen berühre und durchdringe, erhalte ich häufig interessante Informationen über die Person. Dabei wird mir immer nur das mitgeteilt, was für die Heilung notwendig ist.

Auch hier wird wieder deutlich, dass geistiges Heilen sehr viel mit feinsinniger Wahrnehmung zu tun hat und es notwendig ist, diese zu üben.

In einem späteren Kapitel erfahren Sie genau, wie Sie vorgehen, wenn Sie mit den Energiefeldern arbeiten wollen.

Was sagt die Wissenschaft

Das mit der Wissenschaft ist so eine Sache. In der Regel gilt dort: Was ich nicht sehen, anfassen oder messen kann, das gibt es nicht. Doch sind es unsere Messinstrumente, die noch nicht in der Lage sind, bestimmte Dinge zu erfassen, die es doch gibt. Vor der Entdeckung der Röntgenstrahlen oder der Radiowellen hätte auch niemand an sie geglaubt. Erst die Entwicklung besonderer Geräte machte ihren Nachweis möglich. Und wie lange wurde selbst an der Charité noch die Säftelehre vertreten, als Robert Koch schon von kleinen „Tierchen" im Körper sprach, die Krankheiten verursachen?

Immer wieder versuchen Wissenschaftler zu erforschen und zu erklären, was wohl dazu führt, dass Heilgebete Warzen verschwinden lassen oder Gürtelrose heilen.

Wissenschaftler, die Heilgebete und Besprechen untersuchen, haben es jedoch schwer, denn aussagefähige Untersuchungen benötigen auch eine fundierte Datenlage. Die gibt es jedoch für Europa nicht. Beschäftigt sich ein Wissenschaftler zu intensiv mit diesen Themen, wird er häufig auch von Kollegen, die davon gar nichts halten, in die Ecke der Esoteriker und der Spinner gestellt.

Untersuchungen zu Heilgebeten

Diese Erfahrung machte auch Professor Doktor Harald Walach, der Heilgebete und Besprechen untersucht und ein Diskussionspapier darüber geschrieben hat.

Er stellte fest, dass sich kaum verwendbare Daten über die Nutzung solcher Heilverfahren in Europa finden lassen. Eine Erhebung aus den USA ergab, dass im Jahr 2002 62 % der US-Bevölkerung nichtschulmedizinische Heilverfahren in Anspruch genommen hatte. Die Hälfte davon verließ sich auf die Heilung durch Gebete. Die Erhebung zeigte auch, dass 36 % der Bevölkerung in den Vereinigten Staaten auf Heilung durch Gebet vertrauen.

Dies kann man nicht eins zu eins auf Deutschland bzw. Europa übertragen, da die USA deutlich religiöser geprägt sind als Europa. Doch gibt es uns einen Hinweis darauf, wie beliebt geistige Heilverfahren im Durchschnitt der Bevölkerung wohl sein können. Ich denke, hier gibt es auch regionale Unterschiede. Meiner Erfahrung nach hat der Bildungsgrad der Bevölkerung damit nichts zu tun. Zu mir kommen Menschen aller Bildungsschichten.

Umfragen von Krankenversicherungen zeigen eine sehr hohe Zustimmung zu Verfahren wie Homöopathie, Akupunktur, Phytotherapie und anderen Anwendungen der Naturheilkunde. Erhebungen zur Inanspruchnahme von Heilgebeten und vom Besprechen gibt es nicht.

Echte Doppelblindstudien sind für das geistige Heilen kaum möglich. In einer Doppelblindstudie gibt es immer eine Gruppe, die behandelt wird, eine Gruppe, die ein Placebo-Medikament erhält, und eine Gruppe, die gar nichts bekommt. So soll festgestellt werden, ob ein Heilmittel an sich wirksam ist. Die Forscher erfassen, inwieweit sich diese Gruppen deutlich unterscheiden – wie ist das Ergebnis bei der gar nicht behandelten Gruppe und inwieweit unterscheidet sich die Wirkung des Medikamentes von der des Placebos? Denn wenn es zwischen der Gruppe mit dem echten Mittel und der mit dem Placebo keinen wesentlichen Unterschied gibt, ist die Wirksamkeit des Mittels an sich infrage gestellt. Hier spielt dann der Glaube an die mögliche Heilung eine große Rolle. Zeigt die Gruppe mit dem Medikament aber deutlich positive Heilerfolge im Vergleich zu den anderen beiden Gruppen, dann gilt das Medikament als wirksam.

Walach kommt in seinem Artikel zu der Schlussfolgerung, dass zwar einige der erfolgten Studien erstaunliche Ergebnisse zeigten, diese sich aber nicht übertragen ließen und auch nicht wissenschaftlich erklärbar seien. Bei einigen Studien, schreibt er, war auch die wissenschaftlich angewandte Methode nicht zufriedenstellend, sodass die Gesamtergebnisse nicht eindeutig belegen, dass geistiges Heilen wirklich wirksam ist.

Das Erstaunlichste an allen Untersuchungen war jedoch, dass die meisten teilnehmenden Probanden eine Verbesserung ihrer Zustände erfuhren. Ob dies nun an einer positiven Erwartungshaltung gelegen hat oder an den unterschiedlich untersuchten Heilbehandlungen, zu denen auch Fernheilungen gehörten, ließ sich abschließend nicht deuten.

Positive Studienergebnisse aus den USA

Andere Studien aus den USA zeigen genau das Gegenteil. Bei einer Studie der New Yorker Columbia-Universität vom Anfang der 2000er Jahre ließen die forschenden Wissenschaftler Gebete für 219 Frauen mit unerfülltem Kinderwunsch sprechen. Daraufhin soll sich die Fruchtbarkeit auffallend verbessert haben. Es wussten jedoch weder die Patientinnen noch die behandelnden Ärzte, für wen konkret gebetet wurde. Hier können also die Erwartungshaltung und ein möglicher Glaube an die Wirkung nichts verfälscht haben.

Der Direktor des Zentrums für religiöse, spirituelle und gesundheitliche Studien der Duke-Universität in North Carolina, Harold Koenig, beschäftigt sich seit vielen Jahren besonders mit der Wirksamkeit von Religion und Spiritualität auf die Gesundheit des Menschen. Er ist der Ansicht, dass gerade die stressmindernden Faktoren von Heilgebeten und Meditation positiv auf die Selbstheilungskräfte wirken. Er sieht in einem Gebet eine Form der Autosuggestion.

Warum es jedoch auch zu deutlichen gesundheitlichen Besserungen und Spontanheilungen kommt, wenn Menschengruppen gemeinsam beten, hat auch er noch nicht ergründen können.

Kardiologische Studie mit Christen, Juden und Buddhisten

Seit Anfang der 1990er Jahre erforscht der US-amerikanische Herzspezialist Dr. Mitchell Krucoff alternative

Heilmethoden, die sich besonders auf den Geist und die Seele beziehen. Im Jahr 2005 veröffentlichte er die Ergebnisse einer größeren Studie im renommierten Medizinjournal „Lancet". An dieser Studie hatten sich 750 Patienten in neun amerikanischen Herzzentren beteiligt. Das Ergebnis war erstaunlich. Wurde für einen Patienten intensiv gebetet, so ging es ihm oder ihr besser als denen, für die wenig oder gar nicht gebetet wurde.

Krucoff ließ für seine Studie Christen, Juden und Buddhisten an zwölf Orten der Welt für die Patienten beten. Zusätzlich ließ er in zwölf Gemeinden Gebetsgruppen für die Patienten beten.

Krucoff ging es in dieser Studie gar nicht um den Nachweis der Wirksamkeit der Heilgebete. Es ging ihm in erster Linie darum herauszufinden, ob und wie der menschliche Geist zur Heilung beitragen kann. Erstaunlicherweise müssen Menschen, für die gebetet wird, dies gar nicht immer wissen. Die Wirkung tritt in vielen Fällen trotzdem ein.

Warum das so ist, können vielleicht die Studien von Professor Dr. William Tiller erklären.

Der Mensch und seine Atome

Der emeritierte Professor der Stanford Universität Prof. Dr. William Tiller hat in einem sehr interessanten Versuch belegt, dass die Gedanken und Emotionen des Menschen nicht nur innerhalb dieses Menschen Einfluss haben, sondern auch außerhalb von ihm.

Von der Tatsache ausgehend, dass der Mensch nicht nur aus biochemischen Vorgängen besteht, sondern auch ganz und gar physikalisch begründet ist, hat er Ende der 90er Jahre des letzten Jahrhunderts ein interessantes Experiment durchgeführt. Der Mensch besteht zwar aus Zellgewebe, Neurotransmittern, Hormonen und ähnlichem, letztlich aber aus Atomen. Diese wiederum umfassen Elektronen, Neutronen, Protonen und weiteren, noch kleineren Teilchen der Physik. Wer sich ein bisschen damit auskennt weiß, dass sich ein Elektron sehr weit vom Atomkern entfernt bewegen kann. Das bedeutet, dass die Elektronen des Menschen sich auch außerhalb des Menschen befinden. Physikalische Teilchen interagieren miteinander.

Tiller entwickelte einen Versuchsaufbau, bei dem die Reaktion der physikalischen Teilchen auf die Anwesenheit seiner Studenten abgelesen werden konnte. Er ließ die Studenten jedoch nicht einfach nur den Raum betreten. Er bat sie auch, sich vorher in bestimmte emotionale Zustände zu versetzen. Sie sollten den Raum mit einem Gefühl der Gleichgültigkeit, mit einem Gefühl von Liebe und mit einem Gefühl von Ärger betreten. Dies natürlich in getrennten Schritten, um die genaue Reaktion der physikalischen Teilchen auf die einzelnen Emotionszustände zu untersuchen. Die Ergebnisse waren höchst erstaunlich und führten dazu, das Tiller nach seinem Ausscheiden aus der universitären Arbeit aus Altersgründen, ein eigenes Institut gründete, um die feinstofflichen Zusammenhänge von Mensch und Natur tiefergehender zu untersuchen.

Unter anderem wird in seinem Institut darüber nachgedacht, die physikalische Wirkung der Homöopathie nachzuweisen. Denn auch Homöopathie ist keine biochemische Heilweise, die auf der Anwesenheit von Heilstoffen beruht, sondern auf der Interaktion von physikalischen Teilchen. Dies wird auch Schwingungsmedizin genannt.

Aber eigentlich wissen wir ja, dass sich die Wissenschaft schwer damit tut, Dinge zu erklären, die mit den begrenzten wissenschaftlichen Möglichkeiten und den vorgegebenen Strukturen einfach noch nicht erklärbar sind. Das sollte uns nicht davon abhalten, diese Dinge trotzdem anzuerkennen und zu nutzen.

AUS DER ARBEIT IN MEINER PRAXIS

Das Wiedererwachen meines Interesses an feinstofflichen Dingen begann, als ich Anfang 20 war. Ich hatte eine schwere Krankheit überwunden und war dabei, mich selbst neu zu entdecken. Ich las Bücher über Naturheilkunde, über Handauflegen und Hypnose und machte erste eigene Versuche. Meine Schwester brachte mich dann mit Reiki in Kontakt. Meine Eltern befürchteten sofort „Gehirnwäsche" und eine „Sekte", doch nach einer Reiki-Behandlung, deren Wirkung ich sehr deutlich wahrnehmen konnte, ließ ich mich in den 1. Grad Reiki einweihen. Ich nutzte diesen 1. Grad und das damit verbundene Händeauflegen in erster Linie bei mir selbst. Und dann schlief das Ganze ein bisschen ein. Nach sieben Jahren, bei einem Bachblüten-Seminar, traf ich eine Reiki-Meisterin, die der Meinung war, ich sei bereit für den 2. Grad. Sie schrieb mir die Nummer eines Kollegen auf, der nicht weit entfernt von mir seine Praxis hatte. Ich hielt das Ganze für unnötig. Doch einige Monate später tauchte tatsächlich der Wunsch in mir auf, mich auf diesem Pfad weiterzuentwickeln. Ich rief den Reiki-Meister an, der mir sofort sympathisch war. So erhielt ich meinen zweiten Reiki-Grad. Und tatsächlich veränderte sich hier eine ganze Menge für mich, denn ich spürte deutlich, dass sich meine feinsinnige Wahrnehmung verstärkt hatte. Ich konnte Stimmungen im Raum noch besser wahrnehmen als vorher, die inneren Beweggründe von Menschen noch besser aus ihrem Verhalten und Gebaren lesen, und wenn ich meine Hände im Sinne von Reiki einsetzte, erfuhr ich plötzlich Dinge über diese Menschen und über ihr Leben. Diese Eindrücke tauchten als Bilder in meinem Kopf auf oder als Gefühle. Das war nicht immer angenehm. Es sollten wieder sieben Jahre ins Land gehen, bis ich dann tatsächlich selbst Reiki-Meisterin wurde, obwohl ich dies nie für möglich gehalten hätte.

Im Laufe meines Lebens folgten weitere Einweihungen in Heilenergien und Heilwege. Jedes Mal wurde dabei meine Feinsinnigkeit erweitert. Jeder, der sich mit geistigem Heilen beschäftigen möchte, sollte wissen, dass feinsinnige Wahrnehmungen wie Hellsehen, Hellfühlen oder Hellhören nicht nur hilfreich sind, sondern auch eine Belastung sein können.

In meiner Praxis kombiniere ich nun all das, was im Laufe meines Lebens seinen Weg zu mir gefunden hat.

Wenn ein Paar mit unerfülltem Kinderwunsch vor mir sitzt, dann schaue ich in der Aura des Paares nach, natürlich bei jedem Einzelnen, ob sich dort überhaupt Seelen in Erwartung einer neuen Inkarnation aufhalten. Ich kann nicht beschreiben, woran ich das erkenne, bisher hat es aber immer gestimmt.

Beim Besprechen von Warzen und Gürtelrose erfahre ich häufig etwas über die Ursache der Erkrankung. Zusätzlich zu den üblichen Sprüchen für Warzen und Gürtelrose fließen mir häufig noch Sprüche zu, die dann plötzlich in meinem Kopf auftauchen. Oder ein Lied erscheint, das ich dann leise singe.

Wenn ich mit meiner Rassel arbeite und diese in der Aura des Klienten bewege, spüre ich den Kontakt und auch, ob es eine Bereitschaft gibt loszulassen. Ist diese nicht da, wende ich eine Technik an, mit der ich Kontakt zum Höheren Selbst des Klienten bekomme, um zu erfahren, was noch gebraucht wird.

Einmal hatte ich eine Familie mit zwei Kindern zum Besprechen von Warzen, bei denen die Warzen hartnäckig blieben. Das ist eigentlich selten. Gelegentlich braucht es ein zweites Mal, aber dass die Warzen so gar nicht weichen wollten, fand ich sehr ungewöhnlich. Die Mutter war dem Besprechen gegenüber sehr offen, darum kam sie mit ihren Kindern auch noch ein drittes Mal zu mir. Ich äußerte dann den Verdacht, dass die Warzen eigentlich schon weg sein müssten (denn so war meine innere Wahrnehmung der Kinderfüße), es aber eine Ursache bei der Mutter gab, die die Warzen noch festhielt. Da sah sie mich an und sagte: „Da mögen Sie recht haben, ich habe da so ein Problem ...". Sie machte dann für die Folgewoche einen Gesprächstermin mit mir aus und erzählte mir von ihren Sorgen. Nachdem wir das gelöst hatten, verschwanden auch die Warzen bei den Kindern.

Bei Gürtelrose ist es wichtig, möglichst frühzeitig zum Besprechen zu gehen, bevor schulmedizinische verordnete Medikamente eingenommen werden. Gürtelrose ist eine ernst zu nehmende Erkrankung! Die Schmerzen können unerträglich werden. Gürtelrose brauchte drei aufeinander folgende Termine zum Besprechen. Es sollte innerhalb dieser drei Tage maximal ein Tag übersprungen werden. Darum bespreche ich Gürtelrose auch an Wochenenden und an Feiertagen. Im Kontakt mit dem Klienten erfahre ich häufig, was die Gürtelrose ausgelöst hat. In der Regel liegen unterdrückte Wut, lang gehegter Groll und damit verbundene Hilflosigkeit zugrunde. Ergänzend gebe ich meinen Klienten eine Übung mit, die den Weg zu einem neuen Umgang mit dem Thema ermöglicht. Aufgrund meiner vielseitigen Ausbildung ist also immer auch ein bisschen Psychotherapie mit dabei.

Wenn ich Schmerzzustände bespreche, verwende ich zusätzlich Heilsteine. Diese können helfen, die Schmerzen aus dem Körper zu ziehen. Auch hier versuche ich zu ergründen, worauf der seelische Schmerz beruht, der zu diesem körperlichen Schmerz geführt hat.
Wenn ich im Energiefeld das Menschen mit meinen Händen arbeite, weiß ich nie im Voraus, was ich mache und was geschieht. Ein Klient kam zu mir, weil er beim

Atmen immer ein unangenehmes Stechen zwischen den Schultern spürte. Herz und Lunge waren vom Arzt untersucht worden, ein Physiotherapeut hatte sich auch den Haltungsapparat angesehen. Es schien für diese Schmerzen keine Ursache zu geben.

Ich bat ihn, sich auf meine Liege zu legen, und legte meine Hände auf seine Füße. Auf diese Weise nahm ich zu seinem Energiesystem Kontakt auf. Und dann geschah etwas Seltsames: Ich begann, ohne irgendetwas zu denken oder zu wollen, mit den Händen über seinen Körper zu streichen und hier und dort zu drücken oder zu reiben. Es gab Punkte an den Füßen, an den Beinen, an den Armen und an verschiedenen Stellen des Körpers, die mir signalisierten, dass ich hier etwas tun sollte. Ich ließ den Klienten zu bestimmten Zeiten tief ein- und ausatmen und sang ein Lied, das mir durch den Kopf floss. Nach einer halben Stunde hatte ich das Gefühl, es reiche. Mein Klient war sehr entspannt und konnte ganz frei atmen. Er rief mich nach ein paar Wochen noch einmal an und bedankte sich, denn sein Atem blieb frei.

Geistiges Heilen kann so sein. Es hat nicht immer etwas mit einer Technik zu tun, die wir anwenden. In erster Linie hat es mit Wahrnehmung zu tun. Und diese Wahrnehmung gilt es zu schulen.

Beginnen Sie jetzt mit Ihrer ersten Übung:

Selbstwahrnehmung im Raum

Setzen Sie sich auf einen Stuhl mitten in ein Zimmer. Stellen Sie die Füße parallel auf den Boden. Es ist wichtig, dass die Beine nicht gekreuzt sind.

Schritt 1

Schließen Sie die Augen und spüren Sie nach, wie Sie auf diesem Stuhl sitzen.
Wo spüren Sie den Körper den Stuhl berühren?
Wie nehmen Ihre Füße den Boden war?
Wenn Sie unsichtbare Oktopusarme hätten, was würden Sie wahrnehmen, wenn Sie jetzt diese Arme ausstreckten und den Raum und seine Gegenstände abtasteten?
Welchen Geruch nehmen Sie im Raum wahr?
Verändert er sich, wenn Sie den Kopf bewegen?
Was hören Sie?
Nehmen Sie sich Zeit, diese Übung wirklich langsam und intensiv durchzuführen.
Vergleichen Sie Räume untereinander, in dem Sie nach der ersten Raumerfahrung in einen anderen Raum wechseln.

Wiederholen Sie diese Übung öfter, bevor Sie zur nächsten Übung wechseln.

Schritt 2

Beginnen Sie wie in Übung 1.
Schauen Sie sich nun im Raum um. Was sehen Sie? Betrachten Sie alles frei von Bewertung. Wählen Sie dann ein Objekt aus und betrachten Sie dieses Objekt etwas intensiver.
Schließen Sie die Augen und tasten Sie mit Ihrer inneren Wahrnehmung den Gegenstand ab. Nutzen Sie dafür wieder Ihre unsichtbaren Arme.
Es braucht eine Weile, bis sich die Fähigkeit entwickelt, die Temperatur eines Gegenstandes und die Qualität seiner Farbe und die Beschaffenheit seiner Oberfläche auch aus der Entfernung wahrzunehmen. Es ist möglich!

Schritt 3

Im dritten Schritt wenden Sie sich ganz Ihrer eigenen Selbstwahrnehmung zu.
Was empfinden Sie, wenn Sie einen Raum oder einen Gegenstand feinsinnig erforschen?
Was verändert sich in Ihnen?
Ist es ein Gefühl im Bauch, im Hals, im Kopf, in den Beinen, in den Armen?
Sind es vielleicht Töne, die in Ihnen entstehen?
Oder ein Geruch oder Geschmack?
Entfernen Sie den Gegenstand von Schritt 2 aus dem Raum und wiederholen Sie die Übung, indem Sie Ihre inneren Sensoren zu der nun entstandenen Lücke ausstrecken. Was hat sich in Ihnen verändert?

Weiten Sie Ihre Übung aus, in dem Sie auch auf öffentlichen Plätzen, in Bussen oder Bahnen und in der Natur mit geschlossenen Augen Ihre Sensoren ausstrecken. Üben Sie regelmäßig, am besten täglich. Wer seine angeborene Feinsinnigkeit nicht durch die Erfahrungen des Lebens völlig verschüttet hat, wird sehr schnell zu erstaunlichen Ergebnissen kommen.

Weitere Übungen finden Sie in dem Kapitel: „Ich erwecke die Kraft in mir".

HEILGEBETE AUS DEM VOLK

Auch bevor sich das Christentum in unserer Welt ausbreitete, wurde gebetet. Ganz gleich, ob es sich um Germanen, Römer, Griechen oder andere Volksgruppen überall auf der Welt handelte, sie alle hatten Ansprechpartner in der geistigen Welt, die sie in Zeiten der Not anriefen.

Bei den germanischen Völkern gab es keine Schrift, mit der das Wissen festgehalten und weitergegeben wurde. Germanische Heiler lernten mündlich durch Geschichten und durch Gesang. Wir scheitern heute schon beim Auswendiglernen eines kleinen Gedichtes, unser Gehirn ist dabei für so viel mehr ausgelegt!

Heilende Sprüche und heilende Gesänge finden wir auch heute noch bei allen Völkern dieser Erde. Das Christentum hat es sehr geschickt angestellt und vieles von den alten Gebräuchen erst einmal integriert, bevor die neuen Regeln aufgestellt wurden, nach denen die Völker zu leben hatten. So stießen sie auf deutlich weniger Ablehnung. Und so ist das Christentum heute ein Schmelztiegel vieler alter kultureller Überlieferungen. Die Fruchtbarkeitsgöttin Osthera dient heute dem Osterfest und der Auferstehung Jesu Christi.

Heilgebete, die wir heute aus den Volkstraditionen kennen und anwenden, stehen in der Regel alle in Verbindung zum Christentum. Wie immer auch der Spruch lautet, der eine Warze oder eine Gürtelrose oder einen Schmerz vertreiben soll, er endet in der Regel mit den Worten: „Im Namen des Vaters, des Sohnes und des Heiligen Geistes. Amen."

Doch auch ohne diesen Schlusssatz sind sämtliche Heilgebete hilfreich und wirkungsvoll, wenn die Absicht positiv ist und der Empfänger bereit, die Heilung anzunehmen.

Die folgenden Heilgebete mit und ohne religiösen Kontext können Sie einsetzen. Ursprung und Verfasser dieser Heilgebete sind heute nicht mehr feststellbar. Nutzen Sie auch plötzliche Eingaben, die wie von Zauberhand in Ihrem Kopf entstehen.

Zu Beginn einer Behandlung unterstützt ein Gebet die Verbindung zur heilenden Kraft.

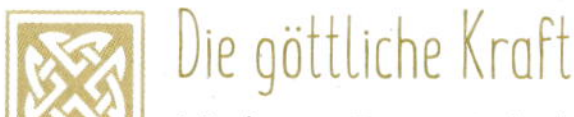

Die göttliche Kraft

Lieber Gott, ich bitte dich um deinen allerhöchsten Segen. Mach mich zum Strom deines göttlichen Lichts und deiner göttlichen Kraft! Amen

Ich bin dein Werkzeug

Herr, mach mich zu deinem heilenden Werkzeug.
Erfülle mich ganz mit dem Mitleid für alle, die leiden.
Herr, lass deine heilende und erneuernde Kraft durch diesen Körper strömen. Ich danke dir und vertraue auf dich. Amen

Anrufung der geistigen Kräfte

Ich rufe alle geistigen Kräfte zur Heilung von (Name des Klienten).
Kommt hierher aus allen Richtungen des Himmels.
Kommt aus dem Norden mit Klarheit
kommt aus dem Osten mit der aufgehenden Sonne
kommt aus dem Süden mit der Kraft des Feuers
kommt aus dem Westen mit den Gaben der Erde
kommt und lasst mich Werkzeug der Heilung sein.
Löst alles Leid und allen Schmerz. Danke

Bei allgemeinen Schmerzen

Wind, Wind, Wind,
weh geschwind, weh geschwind, weh geschwind
lös den Schmerz, bring Licht ins Herz
lös den Schmerz, bring Licht ins Herz
lös den Schmerz, bring Licht ins Herz

3-mal sprechen, dann ebenfalls 3-mal über die schmerzende Stelle pusten.

Bitte denken Sie daran: Schmerz kann ein Hinweis auf eine ernste Erkrankung sein. Dies ist immer abzuklären. Niemand möchte, dass der Warnschmerz einer Erkrankung verschwindet und der Betroffene dann in Schwierigkeiten kommt.

Bei Liebeskummer und Trennungsschmerz

Mutter des Lichts, erhelle mein Herz,
Mutter des Lichts, löse den Schmerz,
Mutter des Lichts, nimm alle Pein,
Mutter des Lichts, die Lieb sei mein.

Dieser Spruch hilft, eine vergangene Liebe loszulassen und sich Neuem zu öffnen.

Bei tiefer Traurigkeit

In dem Loch saß ich tief,
kam die Kraft, gab mir dies,
kam das Licht, zog mich raus,
bin der Herr in meinem Haus.

Dieses Gebet wird mindestens 36-mal hintereinander gesprochen und dem Betroffenen dann ausgehändigt.

Es wird einen Mondumlauf (28 Tage) lang 108-mal täglich gesprochen. Hilfreich ist, sich dabei auf die Mitte der Brust zu klopfen (mit Fingerspitzen oder flacher Hand).

Bei Warzen und Flechten

Die Göttin im weißen Gewand
3 Rosen hat sie in der Hand
Die eine weiß, die and're rot
Die dritte bringt der Warze/Flechte den Tod

Dieses Gebet ist eine Abwandlung aus der Bitte zu den Heiligen Nothelfern. Deren Spuren finden sich vielfältig in überlieferte Gebeten.

Das Gebet wird 3-mal gesprochen. Der Blick des Behandlers fixiert dabei ein gesundes Stück Haut neben der erkrankten Stelle.

Im Süden Deutschlands und im Alpenraum wird folgender Spruch gegen Warzen verwendet. Dabei wird die Warze vorher mit weißer Kreide eingerieben.

Warze will ich kreiden,
kann sie gar net leiden,
Warze nun vergeh,
tuts nun nimmer weh.

Auch das Einreiben oder Bestreichen einer Warze mit einer halben Zwiebel oder Kartoffel wird häufig praktiziert. Dabei kann jeder beliebige Spruch zum Einsatz kommen. Der Klient vergräbt dann die Zwiebel/Kartoffel mit dem Auftrag, sie zu vergessen.

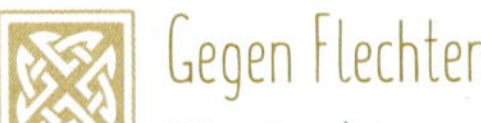

Gegen Flechten

Die Asche und die Flechte,
die flogen übers Meer,
die Asche, die kam wieder,
die Flechte nimmermehr.

Gebet gegen Rose

Zu Jerusalems Damm steht ein Rosenbaum,
der Baum, er blüht nicht, er trägt nicht,
so sollst du Rose nimmermehr blühen noch tragen,
im Namen Gottes, des Vaters, des Sohnes
und des Heiligen Geistes.

Auch dieses Gebet wird dreimal hintereinander gesprochen. Der Klient bekommt den Auftrag, draußen in einem Garten oder einer anderen Außenfläche, eine Rosenblüte zu zerpflücken und die Blätter vom Wind davontragen zu lassen.

Gebet gegen Fieber und Entzündungen

Unser Herr Jesus Christus zog übers Land,
was trug er in seiner Hand? Feuer und Brand.
Feuer, du sollst nicht spritzen,
Feuer, du sollst nicht schwitzen.
In 24 Stunden musst du vergehen!
Im Namen Gottes, des Vaters, des Sohnes
und des Heiligen Geistes.

Wenn dieses Gebet gesprochen wird, hält der Besprechende eine Kerze über den betroffenen Körperteil. Nachdem das Gebet das dritte Mal gesprochen wurde, wird diese Kerze ausgeblasen.

Bei Entzündungen und Wundbrand

Brand, geh in die See,
geh in den Sand,
und tu nimmer weh.

Der Behandelnde hält eine Schale mit Sand, streicht mit einer Feder über die Wunde in Richtung der Schale. Der Klient nimmt die Schale mit nach draußen und streut den Sand dort aus. Wenn sich ein kleines Flüsschen in der Nähe befindet, wird der Sand ins Wasser gestreut.

Gebet gegen Gicht

Gicht wie Geschicht,
wie das Evangelium spricht,
gehe heraus aus dem Kopfe,
gehe heraus aus allen Gliedern,
bringe dem Menschen die Gesundheit wieder.
Im Namen Gottes, des Vaters, des Sohnes
und des Heiligen Geistes

Während dieses Gebet 3-mal gesprochen wird, legt der Besprechende Zeigefinger und Mittelfinger auf die schmerzenden Körperstellen und pustet am Ende dreimal darüber.

Bei Schwellungen unbekannter Art

Du sollst nicht schwellen.
Du sollst nicht quälen.
Rein wie das Wort Gottes sollst du sein.
Im Namen Gottes, Jesu Christ
und des Heiligen Geistes.

Gebete bei Wunden und Schmerzen

Heile du, frische Wunde
verstocke, verstumme, du frische Wunde,
wachse zusammen, Fleisch und Bein,
dass hart es werde wie ein Stein.
So ist es geschehen und wird nie vergehen. Amen.

Körperliche und seelische Wunden heilen

Oh Heiliger, heilst Wunden und Schmerz.
Das Böse zur Hölle, das Gute ins Herz.
Im Namen des Lichts und der Liebe. Amen.

Bei Blutungen

Ich gehe in Jesu Gärtelein,
da stehen drei schöne Blümelein,
eine heißt Parille, Jesus Wille und Blut steh stille.
Im Namen des Vaters und des Sohnes und
des Heiligen Geistes.

Alle stehen hinter mir

Alle stehen hinter mir,
ich streiche mit milder Hand die Wunde,
mit nasser Hand das Herz,
mit kalter Hand den Schmerz.
Amen.

Auch bei diesem Gebet ist erkennbar, dass der Heilende hier entweder die 14 Heiligen Nothelfer oder andere hilfreiche Kräfte und hilfreiche Ahnen anruft.

Wenn Sie dieses Gebet anwenden, stellen Sie sich vor, welche Kräfte hinter Ihnen stehen und Sie unterstützen. Spüren Sie nach, wie diese Kräfte durch Sie hindurchströmen.

Ich spreche immer einen Segen oder ein Gebet über den Kopf des Klienten, wenn ich mit dem Besprechen fertig bin.

Abschlussgebet beim Besprechen

Höchste Kraft und Licht der Liebe,
ich danke dir für die Heilung von ...
Lass deine Engel bei ihm/ihr sein und leite und schütze ihn/sie. Danke

Segensspruch

Ich segne dich auf deinen Wegen,
geh mit dem Licht der Göttlichkeit (oder der „Quelle"),
nimm deine Heilung an und lass sie geschehen,
dann wird sie nie vergehen.
Im Licht der Liebe – Amen.

Dankgebet der Heilenden

Lieber Gott, lass meine Hände
immer heilende Hände sein,
durch die dein Leben strahlen kann,
um Schmerzen zu lindern,
neuen Frieden zu geben und zu heilen,
wo immer es notwendig ist. Amen.

Es ist wichtig, den Dank nicht zu vergessen. Wir sollten uns jeden Tag bewusst machen, wie gesegnet wir sind, dass wir in dieser reichen Welt leben dürfen. Besonders, wenn uns eine Gabe gegeben wurde, die anderen Segen bringt.

Weitere Segenssprüche zum Abschluss einer Behandlung finden Sie im Kapitel über die Anwendung der Heilgebete.

Gesungene Gebete zur Abwendung unterschiedlicher Leiden

Gesang spielt in der Heilung bei vielen Völkern eine große Rolle. So ist es nicht verwunderlich, dass in unseren Kirchen viele Gebete und Sprüche als Gesang dargeboten werden.

Die folgenden drei Gebete werden ebenfalls gesungen. Sie werden eingesetzt bei jeder Art von Leid, ganz besonders bei Gürtelrose und anderen Erkrankungen, die den Körper sehr fordern und erschöpfen.

Sie dienen der Reinigung und Kräftigung. Auf diesen Gesang können spezielle Gebete und Sprüche folgen.

Möglichweise entstehen in Ihrem Kopf eigene Gesänge. Nutzen Sie diese Eingebungen. Es sind wertvolle Schätze, die aus Ihrem Unterbewusstsein aufsteigen.

Heilgesang 1

Bringe rein neues Leben,
bringe rein neue Kraft,
Bring herein, bring herein,
alles das, was Heilung schafft.
Treibe aus, treibe aus,
alles Leid aus diesem Haus.
Bring die Freude nun zurück,
mit dem Glück.

Der Begriff „Haus" bezieht sich in allen Heil- und Segensprüchen stets auf den Körper, das Haus der Seele.

Heilgesang 2

Aller Schmerz, alles Leid,
ist vorbei, ist vorbei,
ist geschehen, ist vergangen,
soll nun geh'n, soll nun geh'n.
Glücklich schreiten sollst du nun,
Glück bereiten ist zu tun.
Glücklich schreiten sollst du nun,
Glück bereiten ist zu tun.

Dies wird mindestens 3-mal hintereinander gesungen.

Wer mit einer Feder, einer Rassel oder Ähnlichem arbeitet, kann diesen Spruch singend einsetzen:

Sammeln von schlechter Energie, Schmerz & Leid

Sammle ein, sammle ein,
was nicht soll sein,
was nicht soll sein,
alles Leid, allen Schmerz
lös' heraus aus dem Herz.
Bring zurück das, was liebt,
was der Seele Wonne gibt.
Streue aus, streue aus,
Leichtigkeit in diesem Haus.

Die Strophen können auch in beliebiger Reihenfolge wiederholt werden, während Feder oder Rassel um den Körper geführt werden.

HEILGEBETE DER CHRISTLICHEN KIRCHEN

In den christlichen Kirchen hat das Heilbeten eine lange Tradition. In Zeiten der Not, bei großen Unglück, bei Hunger und Seuchen, aber auch bei individuellen Schwierigkeiten und Erkrankungen werden Heilige als Fürbitter und Helfer angerufen. Gerade in Zeiten von Epidemien wie der Pest lebte die Anrufung ganz bestimmte Heiliger immer wieder auf. „Not beugt das Knie", heißt es so schön. Wenn der Mensch keine eigenen Lösungen mehr findet für seine Probleme, wendet er sich wieder dem Göttlichen und den Heiligen zu, in der Hoffnung, dass ihm das hilft.

In vielen Gemeinden gibt es feste Gebetskreise. Gemeindemitglieder können ihr Anliegen dort vortragen, dann wird gemeinsam für Heilung gebetet. Diese Gebetskreise gibt es in allen christlichen Richtungen. Besondere Bekanntheit haben 14 Heilige, die als Nothelfer angerufen werden.

Nachgewiesen ist die Verehrung und Anrufung der 14 Heiligen Nothelfer seit dem 14. Jahrhundert. Warum es gerade diese 14: Achatius, Barbara, Blasius, Christophorus, Cyriacus, Dionysius, Erasmus, Eustachius, Georg, Katharina, Margaretha, Pantaleon, Vitus (alles Märtyrer) und Ägidius als einziger Nicht-Märtyrer sind, ist bis heute nicht genau geklärt. Der Legende nach sind die 14 Heiligen um das Jahr 1445 herum dem Klosterschüler Hermann Leicht in Langheim in Oberfranken erschienen und gaben sich ihm als Nothelfer zu erkennen. 1774 wurde an dieser Stelle von Balthasar Neumann die Wallfahrtskirche „Vierzehnheiligen" gebaut.

Brauchtum und Legenden zu den 14 Heiligen Nothelfern

Hier möchte ich Ihnen einen kurzen Überblick über die 14 Heiligen Nothelfer und ihre Lebenslegende geben. Bis auf einen sind sie alle als Märtyrer für den christlichen Glauben gestorben.

Die heilige Barbara (4. Dezember)

Das Schneiden von Barbarazweigen ist ein bekannter Volksbrauch. Seit dem 15. Jahrhundert werden am 4. Dezember Zweige geschnitten, in der Hoffnung, dass die Blüten sich zu Weihnachten öffnen.

Beliebt sind besonders Kirschblüten und Apfelblüten. Das Blühen der Zweige zu Weihnachten wird gedeutet als ein Segen für das kommende Jahr.

Die heilige Barbara soll im dritten Jahrhundert die Tochter eines reichen Mannes gewesen sein, der die Christen hasste. Sie selbst ließ sich jedoch taufen und wurde daraufhin im Auftrag des Vaters vom Statthalter Maximinus gefoltert und zum Tode verurteilt. Das Urteil wurde von ihrem eigenen Vater vollstreckt.

Es heißt, sofort nach der Vollstreckung erschlug ihn noch auf dem Richtplatz ein Blitz.

Der heilige Blasius (3. Februar)

Der heilige Blasius war der Bischof von Sebaste in Armenien. Gleichzeitig war er auch Arzt und ging ganz in seinem Beruf auf. Dabei war es ihm völlig gleichgültig, welchem Glauben der Patient anhing.

Nach seinem verlorenen Kampf gegen Konstantin den Großen im Jahr 314 begann Kaiser Licinius jedoch damit, alle Christen zu verfolgen. So wurde auch Bischof Blasius gefoltert und enthauptet.

Altes Gebet

O Gott, der Du uns durch das Gedächtnis des hl. Bischofs und Märtyrers Blasius erfreuest:
Gib uns gnädig, dass wir, die wir seinen Namen ehren, sein standhaftes Beispiel nachahmen und über seine Hilfe und Beistand erfreuet werden. Amen.

Mit diesem und ähnlichen Gebeten wird Blasius von den unterschiedlichsten Berufsgruppen und für unterschiedliche Leiden angerufen. Ärzte und Schneider,

Weber und Hutmacher, Steinmetze und Schuster nennen ihn ihren Patron. Für das Besprechen von Leiden verwenden wir jedoch ein anderes Gebet. Dieses finden Sie in der Auflistung der Gebete zu den 14 Heiligen Nothelfern.

Der heilige Georg (23. April)

Auch der heilige Georg erlitt im Jahr 303 einen grausamen Tod. Seine Verehrung ist seit dem vierten Jahrhundert bezeugt.

Ihm werden viele Wunder zugeschrieben. Eine Menge Brauchtümer sind mit ihm verbunden. Unter anderem der alte Brauch des Pferdesegens und des anschließenden Georgi-Frühjahrsrittes.

Er wurde zum Nationalheiligen der Engländer und Schutzherrn zahlreicher Georg-Ritterorden. Das Land Georgien erhielt nach ihm seinen Namen.

Reliquien des Heiligen Georg befinden sich in verschiedenen Klöstern. Die Kopfreliquie soll seit etwa 896 im Reichenauer Georgskloster aufbewahrt werden.

Der heilige Erasmus (2. Juni)

Der heilige Erasmus gehört seit dem 13. Jahrhundert zu den Nothelfern. Auch er soll unter Kaiser Diokletian im Jahr 303 als Märtyrer für den christlichen Glauben gestorben sein.

In manchen Gegenden wird der heilige Erasmus bei Viehseuchen angerufen. Er ist aber auch ein Schutzheiliger der Seefahrer. Er soll während einer Fahrt auf dem Meer einen Sturm durch Gebete beruhigt haben.

Der heilige Vitus (auch Veit genannt, 15. Juni)

Die Verehrung des heiligen Vitus ist seit dem fünften Jahrhundert bezeugt. Als Nothelfer wird auch er seit dem 13. Jahrhundert angerufen. Er starb unter Kaiser Diokletian im Alter von nur sieben Jahren, der ihn foltern und enthaupten ließ. In Prag steht der berühmte St.-Veits-Dom, der einige seiner Reliquien beherbergt.

Als Knabe predigte er vor dem Volk und soll Wunder gewirkt haben. Nach seiner Hinrichtung soll sich ein Unwetter mit Erdbeben ereignet haben. Man sagt, der Kaiser rief aus: „Weh mir, ein Kind hat mich überwunden!"

Der heilige Achatius (22. Juni)

Der Name Achatius bedeutet im Griechischen: der Unschuldige. Es gibt eine Reihe christlicher Märtyrer mit diesem Namen. Der Nothelfer Achatius war Hauptmann im römischen Heer, stammte aus Kappadokien und wurde am 8. Mai 311 in Byzanz hingerichtet. Er wird besonders in Österreich, Böhmen und Bayern als Schutzpatron verehrt. Achatius soll ein Engel erschienen sein, der den Hauptmann aufforderte, dem christlichen Glauben zu folgen. Mit ihm trat das von ihm befehligte Heer von 9000 Soldaten komplett zum Christentum über und verärgerte damit seinen Kaiser Hadrian. Während Achatius mit dem Schwert hingerichtet wurde, erlitten seine Soldaten den Tod am Kreuz.

Der heilige Achatius wird angerufen bei allen inneren Übeln, wie schwere Krankheiten und auch bei Todesangst und in unklaren Lebenssituationen und allen Rückenleiden.

Der heilige Christophorus (24. Juli)

Christophorus wurde als Christusprediger um das Jahr 250 unter Kaiser Decius enthauptet. Wie damals üblich wurde auch er grausamer Folter unterzogen, bevor der Tod ihn erlösen konnte. Seine Reliquien wurden zuerst nach Spanien gebracht und später in die Abtei St. Denis in Frankreich. Er gilt als Schutzheiliger der Reisenden und wird angerufen bei Zahnschmerzen, Nervenschmerzen, Kopfschmerzen und Ängsten.

Die heilige Margaretha (20. Juli)

Margaretha war erst 15 Jahre alt als sie ca. 305 in der Zeit der diokletianischen Verfolgung getötet wurde. Es gibt zwei unterschiedliche Überlieferungen, doch in beiden war ihre Zurückweisung eines mächtigen Mannes ausschlaggebend für Folter und Tod. In der Ostkirche trägt sie den Namen Marina. Ihre Reliquien sollen sich in Montefiascone befinden, wo ihr 1519 ein Dom errichtet wurde. Sie ist die Patronin der Jungfrauen, der jungen Mütter und der Gebärenden. Sie wird auch gegen Unfruchtbarkeit angerufen. Zu den Heiligen Nothelfern zählt sie, weil sie vor ihrem Tod Gott gebeten haben soll, dass sie allen Müttern, die sich in schwerer Stunde an sie wenden, helfen darf.

Es gibt einiges Brauchtum um die Heilige Margaretha. Der 20. Juli wird im Bauernstand als Margareten-Tag gefeiert. Bei gutem Wetter begann man zu dieser Zeit mit der Ernte. Er war auch der Zinstag für bäuerliche Pachten. Für die bäuerlichen Rechte in Norddeutschland hatte dieser Tag eine lange Bedeutung, ähnlich wie der

Walpurgis- und Martinitag für den süddeutschen Raum. In vielen Ländern sind Ortschaften nach ihr benannt. Viele Abbildungen zeigt sie zusammen mit der heiligen Katharina und der heiligen Barbara. Sie gelten als die „Heiligen drei Madl".

Der heilige Pantaleon (27. Juli)

Der Allerbarmende, so die Bedeutung seines Namens, starb um 305 ebenfalls nach grausamen Foltern und verschiedenen misslungenen Hinrichtungen durch Enthauptung mit auf den Kopf genagelten Händen.

Als Patron der Ärzte und Hebammen wird er gegen Kopfweh, jede Art von Warzen und anderen Geschwüren angerufen. Er gilt als Schutzheiliger gegen Viehseuchen.

Verschiedene Orte in Europa sind nach ihm benannt. Er ist Stadt-Patron von Köln (Kirche und Kloster St. Pantaleon mit Reliquien) und auch in Rom sind ihm vier Kirchen geweiht.

Der heilige Cyriacus (8. August)

Der Mitkaiser Diokletians auf dem römischen Thron, Maximian, soll für die Hinrichtung des heiligen Cyriacus verantwortlich sein. Als Dankbarkeit für seine Ernennung hatte Maximilian Bauten in Auftrag gegeben und dafür Christen als Sklaven eingesetzt. Cyriacus kümmerte sich als Diakon um die Linderung der Leiden dieser Sklaven. Er wurde jedoch ebenfalls gezwungen, harte Arbeit zu verrichten. Dies hielt ihn nicht davon ab, weiter von Christus zu predigen und das Leid der anderen zu lindern.

Diokletian ließ ihn in den Palast kommen, um seine Tochter zu heilen, die daraufhin zum Christentum übertrat. Maximian nahm dies zum Anlass, Cyriacus und seine Getreuen zu foltern und zu töten. Mit gegenteiligem Erfolg: In Folge ließen sich viele Menschen ebenfalls taufen.

Der heilige Cyriacus wird für Tiere angerufen, für alle nässenden Wunden und bei Allergien.

Der heilige Ägidius (1. September)

Als einziger Heiliger in der Gruppe der Nothelfer ist der heilige Ägidius eines natürlichen Todes gestorben. In der Provence, in Frankreich, liegt sein Grab in dem nach ihm benannten Ort St. Gilles.

Seine Fürbitte ist gefragt bei Seuchen, Krebs, Unfruchtbarkeit, Epilepsie und allen Stauungen der Körperflüssigkeiten. Er wird angerufen bei Dürre und Sturm, Feuersbrunst und anderem Unglück, auch von Menschen in geistiger Not und Verlassenheit. Seine Reliquien ruhen in Toulouse in der Abtei Saint-Gilles.

Der 1. September ist ein wichtiger Lostag: „Wie der Sankt Egidi-Tag, so der ganze Monat mag", gibt in vielen Gegenden Hinweise auf das Wetter. Gleichzeitig gilt er in der Landwirtschaft als Herbstbeginn. An vielen Orten beginnt nun die Roggenaussaat. Es heißt: „Wenn Sankt Ägidius bläst im Horn, Bauer säe aus dein Korn."

Der heilige Eustachius (20. September)

Eustachius ist als Nothelfer weniger bekannt. Dennoch wird er im Abendland seit dem vierten Jahrhundert als

Schutzheiliger verehrt. Er gilt als Patron der Förster und der Jäger, aber auch der Klempner und Tuchhändler. Da er viele Schicksalsschläge erlitten hat, wird er oft in Fürbitten von Menschen mit traurigen Familienschicksalen oder in verzweifelten Situationen angerufen. Er lebte im ersten Jahrhundert und starb im Jahr 118 auf dem Scheiterhaufen.

Sein Geburtsname war Placidus. Er war Oberst im römischen Heer. Er galt als sehr barmherzig. Seine Berufung zum Christentum soll sich wie folgt ereignet haben:

Auf der Jagd nach einem großen Hirsch blieb dieser plötzlich stehen. Während Eustachius den Bogen spannte, erblickte er im Geweih ein leuchtendes Kruzifix und erhörte die Worte: „Placidus, warum verfolgst du mich? Glaube an mich. Ich bin Christus und habe lange nach dir gejagt. Gehe zum Bischof und lass dich taufen; denn weil du Almosen spendest, will auch ich dir barmherzig sein."

So ließ sich Placidus zusammen mit Frau und Kindern taufen und schied aus dem Heer aus. Auf der Überfahrt nach Ägypten wurden ihm Frau und Kinder geraubt. Nach vielen Jahren als Landarbeiter berief man ihn zurück in die römische Armee. Er war erfolgreich. Sogar seine Familie fand er wieder. Doch als er ein Dankopfer im Tempel des Apollo ablehnte, ließ Kaiser Hadrian ihn und seine Familie den Löwen vorwerfen. Da die Löwen aber die Familie nicht töteten, wurden sie in einem Ofen dem Feuer übergeben. Ihre Leichen sollen nach dem Öffnen des Ofens völlig unversehrt gewesen sein.

So kommt es, dass der heilige Eustachius besonders bei Verbrennungen und brandähnlichen Hauterscheinungen wie Nesselsucht, Sonnenbrandallergien und Insektenstichen angerufen wird.

Der heilige Dionysius (9. Oktober)

Der heilige Dionysius kam auf Wunsch von Papst Fabian im dritten Jahrhundert nach Gallien, um dort zu missionieren. Er ließ unter anderem Kirchen in Chartres und Paris errichten. Er gehört zu den Nationalheiligen von Frankreich und ist Schutzpatron des Landes sowie von Paris, Arles, Lausanne, Lüttich und anderen französischen, Schweizer und belgischen Städten.

Angerufen wird er für alle seelischen Leiden, innere Unruhe, aber auch bei Hauterkrankungen und Kopfweh.

Um das Jahr 286 wurde er vom römischen Statthalter auf dem Montmartre in Paris enthauptet. „Saint-Denis" war im Mittelalter der Kampfruf frommer Franzosen. Auch nach ihm sind in Frankreich und sogar in England Orte benannt worden.

Die heilige Katharina (25. November)

Die Heilige Katharina ist eine volkstümliche Schutzheilige. Sie wurde unter Kaiser Maxentius, Sohn des Kaisers Maximian, im Jahre 306 enthauptet. Geehrt wird sie als Patronin der Gelehrsamkeit und steht somit Jungfrauen, Ehefrauen, Theologen und Juristen zur Seite. Doch auch von Handwerkern wie Schuhmachern, Buchdruckern und Müllern wurde sie verehrt.

Als Fürbittende angerufen wird sie in erster Linie bei Migräne, Hauterkrankungen wie Herpes und Gürtelrose, bei Zysten, Sprachstörungen und zur Auffindung Verschollener und Ertrunkener.

Im Brauchtum des bäuerlichen Lebens ist die heilige Katharina stets präsent. Am Kathreinfest endete früher die Weidezeit. Mägde und Knechte erhielten ihren Lohn und konnten in dieser Zeit den Hof wechseln. Man begann die Schafe zu scheren und am 25. November findet vielerorts der traditionelle Kathreintanz statt.

Katharina soll aus königlicher Familie in Alexandrien stammen. Sie sei sehr schön gewesen und sehr gelehrt, allerdings auch sehr stolz. Sie lehnte zum Leidwesen ihrer Familie viele Bewerber ab. Ein Eremit unterwies sie im christlichen Glauben, so ließ sie sich taufen. Als Kaiser Maxentius in Alexandrien zu Besuch war und das Volk aufrief, heidnischen Göttern zu opfern, weigerte sie sich. Katharina wurde enthauptet. Engel sollen ihren Leib auf den Sinai getragen haben, wo später das berühmte Katharinen-Kloster entstand.

Im Kanton Uri in der Schweiz finden sich Bildnisse der heiligen Nothelfer in einer Nothelferkapelle. Es lohnt sich, dort einmal hinzugehen.

Bei Neustadt an der Weinstraße findet sich die Klausenkapelle, die ebenfalls den Nothelfern geweiht ist.

Merkvers auf einer Gebetstafel aus der Barockzeit in Memmingen

S. Blasius – bringt wegen Halsweh Fürbitt dar
S. Georgius – ist anzurufen in Kriegs-Gefahr
S. Erasmus – für Darm und Leibesschmerzen
S. Vitus – ein großer Freund der Kinder-Herzen
S. Pantaleon – Patron der Ärzten, bei Gott mächtig
S. Christoph – für Hagl und Wetter beschützt er kräftig
S. Dionysus – in Hauptweh wird gerufen an
S. Cyriacus – von Teufel Beseßnen helfen kann
S. Achatius – dem christlichen Kriegsvolk hilft er behend
S. Eustachius – Betrübniß in der Ehe abwendt
S. Ägidius – hilft zu Erkenntniß heimlicher Sünd
S. Margaretha – wo Teufelslist ein Zugang findt
S. Katharina – wenn Weisheit im Studiren mangelt
S. Barbara – im Tod die Sackrament erlangt

DIE HEILGEBETE DER 14 HEILIGEN NOTHELFER ZUM BESPRECHEN VERSCHIEDENER LEIDEN NUTZEN

In die Heilgebete der vierzehn Heiligen Nothelfer werden Sie zu Vollmond eingeweiht. In einer rituellen Zeremonie übergibt ein Heilwirkender Ihnen die Gebete. Kennen Sie niemanden, können Sie in einem Ritual die Einweihung durch die Heiligen selbst vornehmen. Auch dies geschieht bei Vollmond.

Die Fähigkeit der medialen Verbindung zu den Nothelfern wird in Ihnen geweckt. Wenn dies geschehen ist, können Sie mit den Gebeten der 14 Heiligen Nothelfer arbeiten.

Die Gebetstexte sind nicht geheim. Sie finden sie auch im Internet und in anderen Veröffentlichungen. Deswegen dürfen sie in einem Buch veröffentlicht werden.

Einweihung in die Gebete der 14 Heiligen Nothelfer

Bei der Einweihung zu Vollmond ist wichtig, dass Sie in eine tiefe, meditative Stimmung gelangen. Dies kann in einem geschlossenen Raum sein, wo Sie ungestört sind, oder aber in der Natur.

Bereiten Sie sich den Ort so vor, wie es für Ihre Bedürfnisse richtig ist und Ihren Vorstellungen entspricht. Sie können zum Beispiel einen kleinen Altar errichten mit einer Kerze und einem Bild der 14 Heiligen Nothelfer. Außerdem brauchen Sie Schreibmaterial, denn Sie werden die Gebete aufschreiben. Durch das Schreiben verinnerlichen Sie die Gebete und es entsteht eine tiefe Verbindung.

In meditative Stimmung kann man gelangen durch mantra-artiges Singen und rhythmische Bewegung. Wer mag, nimmt eine kleine Rassel oder eine kleine Trommel zur Hand.

Ein möglicher Liedtext wäre der folgende:

Körper bin ich, Geist bin ich,
Liebe bin ich, verbunden bin ich.

Dies wiederholen Sie singend über eine längere Zeit, bis Sie das Gefühl haben, sich aus Raum und Zeit herauszulösen. Sie werden Ihre Melodie dazu finden.

Singen Sie, bis eine tiefe Ruhe und ein Gefühl von Unendlichkeit oder Zeitlosigkeit in Ihnen entstanden ist. Das kann eine viertel Stunde oder länger dauern.

Stellen Sie sich dann vor den Platz mit dem Bild der Heiligen Nothelfer, auf dem auch die Gebetstexte liegen. Legen Sie die eine Hand auf die Mitte Ihrer Brust und heben Sie den anderen Arm gestreckt zum Himmel. Stellen Sie sich vor, Sie reichen den Engeln und Heiligen im Himmel die Hand. Sprechen Sie dann Folgendes:

> Hier bin ich, Kind der Erde und des Himmels. Ich grüße die Heiligen und Engel. Ich danke dafür, hier zu sein, in diesem Leben. Mit Freude nehme ich die Aufgaben meines Lebens an. Ich bin jetzt bereit, die Verbindung zu den 14 Heiligen Nothelfern anzunehmen. Ich gelobe, frei von Eigennutz im Sinne der göttlichen Liebe zu handeln, wenn ich die Heiligen Gebete einsetze.

Bleiben Sie frei von Erwartungen und spüren Sie einfach in sich hinein.
Welche Wahrnehmung entsteht in Ihnen? Sind dort Freude, Licht, Liebe und so etwas wie ein inneres „Ja, ich bin bereit"? Dann ist die Einweihung vollzogen.
Setzen Sie sich nun hin und nehmen Sie das erste Gebet zur Hand.

Schreiben Sie es dreimal komplett ab, während Sie laut mitsprechen. Stellen Sie sich dabei den Nothelfer oder die Nothelferin vor, zu dem oder zu der das Gebet spricht, als würde er oder sie bei Ihnen stehen und wohlwollend auf Sie herab sehen.

Wenn Sie fertig sind mit dem Abschreiben des Gebetes, sprechen Sie einen Dank.

Verfahren Sie so mit jedem einzelnen Gebet. Wenn Ihnen diese Aufgabe lästig erscheint, sind Sie noch nicht bereit. Dann hat das Leben zuerst noch andere Dinge mit Ihnen vor. Diese Dinge funktionieren nur, wenn wirklich die richtige Zeit für Sie gekommen ist. Seien Sie versichert: Die Zeit ist immer auf Ihrer Seite.

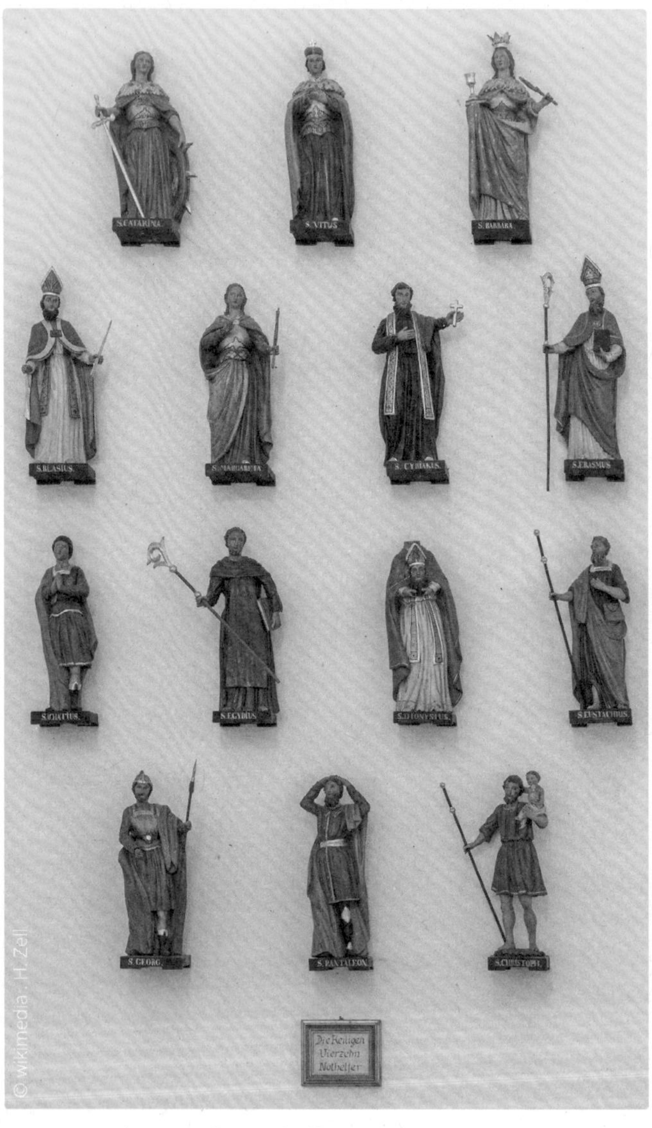

Statuetten der vierzehn Nothelfer in der Michaelskapelle, Untergrombach.

Die Gebete anwenden

Wenn Sie die Gebete der 14 Heiligen Nothelfer zum Besprechen von Leiden einsetzen, beginnen Sie immer mit dem Gebet, das alle 14 Nothelfer gemeinsam anruft. Es ist sozusagen Ihr Türöffner und wirkt allgemein reinigend und lösend. Danach folgen die Gebete der einzelnen Heiligen, je nach Wahl. **Alle Gebete werden geflüstert, sodass der Klient sie nicht verstehen kann!**

14 Heilige Nothelfer

Sprechen Sie: Ich rufe die 14 Heiligen Nothelfer hierher zu *(Vorname Klient*in).* Auf diese Weise rufen Sie vor jedem Gebet jeden einzelnen Nothelfer bei seinem Namen und nennen Ihren Klienten mit Namen.

Ihr vierzehn Nothelfer
vertreibt Wunden und Weh
das Übel verbannt
die Liebe ins Herz.

Ihr vierzehn Nothelfer
vertreibt Wunden und Weh
das Übel verbannt
die Liebe ins Herz.

Ihr vierzehn Nothelfer
vertreibt Wunden und Weh
das Übel verbannt
die Liebe ins Herz.

Leiden

fehlende Lebensfreude
Depressionen
Angst
Schutz
Trauer
psychische Probleme
Albträume

Im Anschluss an jedes Gebet folgt eine Art Abschlussbestätigung. Wer im christlichen Glauben großgeworden ist, der beendet dieses Gebet mit:

Im Namen des Vaters und des Sohnes und des Heiligen Geistes. Amen.

Wer nicht ganze tief im Christentum steckt, sich damit nicht wirklich wohl fühlt, kann einen anderen Abschlusssatz verwenden:

Im Namen der göttlichen Liebe. Amen
Oder: *Im Licht der Quelle. So ist es!*

Dieser Abschluss wird nach jedem einzelnen Gebet gesprochen und ich ergänze immer: *„So ist es geschehen und wird nie mehr vergehen."*

Es mag seltsam klingen, christliche Nothelfer anzurufen, aber nicht wirklich mit vollem Herzen Christ zu sein oder einer Kirche anzugehören. In unseren Zeiten fällt es manchem schwer, Mitglied einer dogmatischen, patriarchalischen Glaubensgemeinschaft zu sein, deren Inhalte er oder sie nicht immer nachvollziehen kann. Die Gebete wirken trotzdem, denn wenn wir sie richtig einsetzen, beten wir mit der Liebe unseres Herzens. Und das ist es, worauf es ankommt.

Die göttliche Kraft ist da, ganz gleich, wie wir sie bezeichnen. Der Name ist ohne Bedeutung. Christen und Muslime teilen sich ja auch die Erzengel. Denn eigentlich ist alles eins.

Heilige Barbara

Heilige Barbara,
reinige (Name) Blut,
bring es ins Gleichgewicht
und alles ist gut,
so sei es.

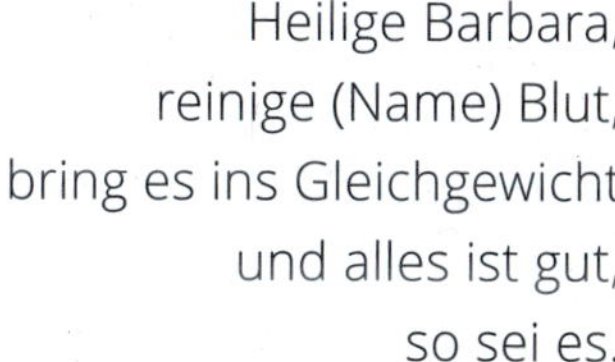

Heilige Barbara,
reinige (Name) Blut,
bring es ins Gleichgewicht
und alles ist gut,
so sei es.

Heilige Barbara,
reinige (Name) Blut,
bring es ins Gleichgewicht
und alles ist gut,
so sei es.

Im Namen des Vaters
und des Sohnes
und des Heiligen Geistes.
Amen.

Leiden
Übersäuerung
Entgiftung
Rheuma
Diabetes
Immunschwäche
Blutreinigung bei
Aids, Krebs

Heiliger Blasius

Qual, Entzündung, Pein
Heile!
Verlasse den Leib!
Gutes komm rein
Gesundheit soll es sein

Qual, Entzündung, Pein
Heile!
Verlasse den Leib!
Gutes komm rein
Gesundheit soll es sein

Qual, Entzündung, Pein
Heile!
Verlasse den Leib!
Gutes komm rein
Gesundheit soll es sein
So soll es sein!

Im Namen des Vaters
und des Sohnes
und des Heiligen Geistes.
Amen.

Leiden
Allgemeine Schmerzen
Gelenkschmerzen
Hautleiden: juckend, nässend
Neurodermitis
Atemwegserkrankungen
Allergien
Nervenleiden
Ohrenschmerzen

Heiliger Georg

Heiliger Georg,
stärke den Körper
vertreibe den Brand
nimm ihn weg
mit heiliger Hand.

Heiliger Georg,
stärke den Körper
vertreibe den Brand
nimm ihn weg
mit heiliger Hand.

Heiliger Georg,
stärke den Körper
vertreibe den Brand
nimm ihn weg
mit heiliger Hand.
So soll es sein!

Im Namen des Vaters
und des Sohnes
und des Heiligen Geistes.
Amen.

Leiden
Fieber
Erfrierungen
Verbrennungen

Heiliger Erasmus

Erasmus bring
die Sonne mit
Krankheit trockne aus
Heilung und Liebe entstehe
Sonnenschein
kehre wieder ein
in ein glückliches Heim.

Erasmus bring
die Sonne mit
Krankheit trockne aus
Heilung und Liebe entstehe
Sonnenschein
kehre wieder ein
in ein glückliches Heim.

Erasmus bring
die Sonne mit
Krankheit trockne aus
Heilung und Liebe entstehe
Sonnenschein
kehre wieder ein
in ein glückliches Heim.
So soll es sein!

Im Namen des Vaters
und des Sohnes
und des Heiligen Geistes.
Amen.

Leiden
Alle Arten von
Wucherungen und
Gewächsen
Krämpfe
Koliken
Magenbeschwerden
Geburten
Haustiere
Folgen von Süchten

Heiliger Vitus

Glieder zittern
Alltag in Qual
Ruhe kehrt ein,
Leiden verschwindende
Licht und Liebe immerdar.

Glieder zittern
Alltag in Qual
Ruhe kehrt ein,
Leiden verschwindende
Licht und Liebe immerdar.

Glieder zittern
Alltag in Qual
Ruhe kehrt ein,
Leiden verschwindende
Licht und Liebe immerdar.
So soll es sein!

Im Namen des Vaters
und des Sohnes
und des Heiligen Geistes.
Amen.

Leiden
Krämpfe
Parkinson
Epilepsie
Bettnässen
Veitstanz

Heiliger Achatius

Schmerz im Gelenk
Entzündung der Knochen
befreie von Leid,
verringere die Zeit
schick sie fort
von diesem Ort.

Schmerz im Gelenk
Entzündung der Knochen
befreie von Leid,
verringere die Zeit
schick sie fort
von diesem Ort.

Schmerz im Gelenk
Entzündung der Knochen
befreie von Leid,
verringere die Zeit
schick sie fort
von diesem Ort.
So soll es sein!

Im Namen des Vaters
und des Sohnes
und des Heiligen Geistes.
Amen.

Leiden
Alle Arten von
Rückenleiden
Helfer bei Todesangst

Heiliger Christophorus

Du Heiliger Christophorus
und alle Nothelfer hinter dir
berühre mit Liebe die Wunde
nimm mit deiner Hand
den Schmerz
und bringe das Gute
ins Herz.

Du Heiliger Christophorus
und alle Nothelfer hinter dir
berühre mit Liebe die Wunde
nimm mit deiner Hand
den Schmerz
und bringe das Gute
ins Herz.

Du Heiliger Christophorus
und alle Nothelfer hinter dir
berühre mit Liebe die Wunde
nimm mit deiner Hand
den Schmerz
und bringe das Gute
ins Herz.
So soll es sein!

Im Namen des Vaters
und des Sohnes
und des Heiligen Geistes.
Amen.

Leiden
Rettung aus
jeglicher Gefahr
Wunden
Augenleiden
Akute und chronische
Schmerzen
Zahnschmerz
Herzleiden
Schlechte Träume
Nervenschmerzen

Heilige Margaretha

Heilige Margaretha,
die Wunden heile
unverbunden
das Blut steht still
Schwellung nimmt ab,
Schmerz vergeh'.

Heilige Margaretha,
die Wunden heile
unverbunden
das Blut steht still
Schwellung nimmt ab,
Schmerz vergeh'.

Heilige Margaretha,
die Wunden heile
unverbunden
das Blut steht still
Schwellung nimmt ab,
Schmerz vergeh'.
So soll es sein!

*Im Namen des Vaters
und des Sohnes
und des Heiligen Geistes.
Amen.*

Leiden
Unfruchtbarkeit
Schwangerschaft
und Geburt
Knochenbrüche
Wunden, Blutungen
Akne
Furunkel
Wechseljahre
Alle Arten von
Frauenbeschwerden

Heiliger Pantaleon

Warze, die ich streiche,
erweiche,
Warze, die ich sehe,
vergehe.
Heile für alle Ewigkeit
Stärke den Körper.

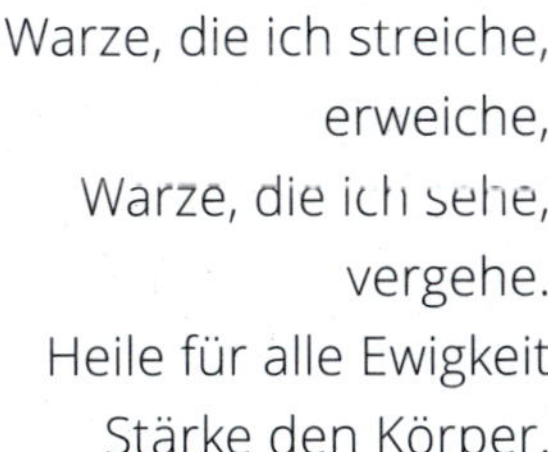

Warze, die ich streiche,
erweiche,
Warze, die ich sehe,
vergehe.
Heile für alle Ewigkeit
Stärke den Körper.

Warze, die ich streiche,
erweiche,
Warze, die ich sehe,
vergehe.
Heile für alle Ewigkeit
Stärke den Körper.
So soll es sein!

Im Namen des Vaters
und des Sohnes
und des Heiligen Geistes.
Amen.

Leiden
Patron der Ärzte
und Hebammen
Alle Arten von Warzen
Myome
Zysten

Heiliger Cyriacus

Entzündung und Brand
treib alles fort
ich flehe dich an:
verlasse den Ort.

Entzündung und Brand
treib alles fort
ich flehe dich an:
verlasse den Ort.

Entzündung und Brand
treib alles fort
ich flehe dich an:
verlasse den Ort.
So soll es sein!

Im Namen des Vaters
und des Sohnes
und des Heiligen Geistes.
Amen.

Leiden
Tiere
Wundrose
Allergische Hautreaktionen
Venenentzündungen
Sterbebegleitung

Heiliger Ägidius

Zunehmender Mond
das Wasser vertreibt
aus allen Bahnen
zu gleicher Zeit.

Zunehmender Mond
das Wasser vertreibt
aus allen Bahnen
zu gleicher Zeit.

Zunehmender Mond
das Wasser vertreibt
aus allen Bahnen
zu gleicher Zeit.
So soll es sein!

Im Namen des Vaters
und des Sohnes
und des Heiligen Geistes.
Amen.

Leiden
Beschwerden
beim Stillen
Ödeme
Lymphstau
Bauchwassersucht
Epilepsie

Heiliger Eustachius

Biss, Stich und Brand
Ness'lige Sucht kehrt aus
hinweg mit euch
ergreift die Flucht.

Biss, Stich und Brand
Ness'lige Sucht kehrt aus
hinweg mit euch
ergreift die Flucht.

Biss, Stich und Brand
Ness'lige Sucht kehrt aus
hinweg mit euch
ergreift die Flucht.
So soll es sein!

Im Namen des Vaters
und des Sohnes
und des Heiligen Geistes.
Amen.

Leiden
Verbrennungen
Nesselsucht
Medikamenten-
unverträglichkeit
Sonnenbrand
Insektenstiche
Allergien

Heiliger Dionysios

Flechte, Leiden der Seele,
innere Unruh, heile
Juckreiz, kehre nie zurück
Körper, gestärkt mit Glück.

Flechte, Leiden der Seele,
innere Unruh, heile
Juckreiz, kehre nie zurück
Körper, gestärkt mit Glück.

Flechte, Leiden der Seele,
innere Unruh, heile
Juckreiz, kehre nie zurück
Körper, gestärkt mit Glück.
So soll es sein!

*Im Namen des Vaters
und des Sohnes
und des Heiligen Geistes.
Amen.*

Leiden
Schuppenflechte
und andere Flechten
Neurodermitis
Innere Unruhe
Seelenleiden
Gewissensnöte
Kopfschmerzen

Heilige Katharina

Heilige Katharina
bekämpft den Tod
drei Rosen in der Hand:
die erste weiß,
die zweite rot
die dritte bringt alles
ins Lot.

Heilige Katharina
bekämpft den Tod
drei Rosen in der Hand:
die erste weiß,
die zweite rot
die dritte bringt alles
ins Lot.

Heilige Katharina
bekämpft den Tod
drei Rosen in der Hand:
die erste weiß,
die zweite rot
die dritte bringt alles
ins Lot.
So soll es sein!

Im Namen des Vaters
und des Sohnes
und des Heiligen Geistes.
Amen.

Leiden
Gürtelrose
Windpocken
Herpes
Zysten
Sprachstörungen
Folgen von Brustkrebs
Sorgen und Ängste
von Mädchen

ICH ERWECKE DIE KRAFT IN MIR

Praktische Übungen auf dem Weg zum Heiler

Das Erste, worüber Sie sich Gedanken machen sollten, wenn Sie Heilenergie an andere Menschen und Tiere vermitteln wollen, ist der innere Ort, aus dem heraus Sie handeln.

Mit welchen Kräften wollen Sie sich verbinden? Aus welchem Verständnis heraus wollen Sie energetisch arbeiten? Sind Sie religiös, so können Sie sich mit den geistigen Kräften Ihrer Religion verbinden. Wenn Sie nicht im klassischen Sinne religiös sind, aber durchaus Ihre eigene Art von Glauben haben, eine Vorstellung von unsichtbaren Kräften, die uns durchdringen und unterstützen, dann werden Sie sich sicherlich mit diesen verbinden wollen.

Manche möchten vielleicht die Erzengel anrufen oder andere Engel oder große Heiler aus anderen Zeiten.

Kreieren Sie sich ein Ritual, in dem Sie sich mit diesen Kräften verbinden. Ich gebe Ihnen gerne ein Beispiel:

Verbindungsritual für den Heilenden

Stellen Sie sich an ein Fenster, sofern Sie nicht in der freien Natur sind. Schließen Sie die Augen und lassen Sie Ihre inneren Wurzeln hineinwachsen in die Erde. Sprechen Sie dabei leise zu sich selbst:

Ich verbinde mich mit den Kräften von Mutter Erde, die mich hält und schützt.

Strecken Sie einen oder beide Arme zum Himmel und sprechen Sie dann leise zu sich:

Ich verbinde mich mit den Kräften des Himmels und der Quelle des Lichts, die mich durchdringen. Ich bin eingebunden in die Kräfte zwischen Himmel und Erde. Ich rufe die Kräfte des Heilens hierher zu (Name).
Ich erlaube den Kräften des Heilens mich als Kanal zu benutzen für die Heilung von (Name).

Sie können Ihre Chakren miteinbeziehen in dieses Ritual und es einfach genauso gestalten, wie es sich für Sie persönlich richtig anfühlt. Durchgeführt wird so ein Ritual in der Regel, bevor der Klient kommt. Manchmal ist es zeitlich knapp, dann binde ich mich an die Kräfte an, wenn der Klient bereits da ist.

Verbindung für den Klienten

Sie können Ihren Klienten ebenfalls bitten, sich einen Moment nach innen zu besinnen und sich mit seinen heiligen Kräften zu verbinden.

Ich nutze unter anderem energetisierte Duftöle, die ich in die Aura des Klienten hinein fächele. Ich wähle dabei intuitiv, ob ein Öl für die Erdung oder vielleicht für mehr Leichtigkeit oder für Trost gebraucht wird. Gerne halte ich dann für einen Moment die Hand des Klienten und spüre in ihn hinein. Für viele Menschen ist es nicht alltäglich, zu einem Heiler zu gehen, und so ist die Art und Weise, in der wir ihn in unserer Heilritual miteinbeziehen, sehr wichtig.

Ein Mensch, der zu mir kommt, soll sich sicher und gut aufgehoben fühlen.

Handenergie stärken

Erste Übungen zur Selbstwahrnehmung in einem Raum oder einer anderen Umgebung und zur Wahrnehmung der Umgebung haben Sie ja vielleicht schon begonnen. Wir wollen nun eine konkrete Übung für die Stärkung der Handwahrnehmung anschließen.

A. Handwahrnehmung

Reiben Sie Ihre Handflächen etwa eine halbe Minute lang aneinander. Lösen Sie dann die Handflächen voneinander, sodass ein kleiner Abstand entsteht. Schließen Sie die Augen und spüren Sie den Abstand zwischen Ihren Handflächen. Vergrößern Sie ihn ein wenig und verkleinern Sie ihn dann wieder. Spüren Sie nach, wie Sie das Feld zwischen Ihren Händen nun wahrnehmen.

Beschreiben Sie sich selbst Ihre Wahrnehmung mit Ihren eigenen Worten. Es könnte sein, dass Sie sagen: „Ich spüre die Luft zwischen meinen Händen, als wäre sie ein Ball, den ich zusammendrücke", oder „Es ist ein Widerstand zwischen meinen Händen". „Es ist warm / es ist kalt zwischen meinen Händen." „Ich spüre ein sanftes Strömen in den Handflächen."

Vielleicht nehmen Sie zuerst jedoch gar nichts wahr. Wenn Sie Ihre Hände bisher nie bewusst wahrgenommen haben, so wie es vielen Menschen auch mit Ihren Füßen geht, ist das vielleicht der Fall.

In diesem Fall kann es hilfreich sein, erst einmal die Hände anzusehen, eine Hand mit der anderen sanft zu berühren und einen liebevollen Kontakt herzustellen.

B. Energiedusche aus der Hand

Bei der folgenden Übung halten Sie eine Ihrer Hände, bevorzugt Ihre Schreibhand, mit etwas Abstand vor Ihr Gesicht und beatmen die Handinnenfläche. 7-mal atmen Sie aus und pusten dabei sanft in die Mitte der Handfläche. Halten Sie dann die Handfläche über einen Körperteil und schließen Sie die Augen. Stellen Sie sich vor, wie Ihre Hand den Atem weitergibt an diesen Körperteil. Variieren Sie nach einigen Wochen des Übens mit der Wahrnehmung von frischem reinigendem Wasser und heilendem Feuer, die aus der Hand herausströmen. Üben Sie auch mit der zweiten Hand.

C. Die Mitte finden

Beim Besprechen sichtbarer Leiden wie Gürtelrose und Warzen empfinde ich es als hilfreich, so etwas wie die Mitte zwischen Krankheit und Heilung in meinem Innern zu finden. Es ist schwer zu beschreiben, ich will es aber versuchen, da es von großer Bedeutung ist, wenn man weiß wie es geht. Probieren Sie Folgendes:

Schritt 1

Legen Sie Ihre linke Hand auf den linken Oberschenkel und die rechte Hand auf den rechten Oberschenkel. Begeben Sie sich mit Ihrer ganzen Aufmerksamkeit in die linke Hand und erspüren Sie alles, was Sie unter der Handfläche wahrnehmen können. Wiederholen Sie dies mit der rechten Hand. Begeben Sie sich anschließend mit Ihrer Aufmerksamkeit genau zwischen beide Hände, in die Mitte. Finden Sie aus dieser Mitte heraus Kontakt zu beiden Handflächen. Üben Sie, beide Hände gleichzeitig wahrzunehmen.

Schritt 2

Nun üben Sie konkreter. Nehmen Sie sich ein Blatt Papier. Malen Sie auf die eine Seite einen Fleck. Dieser symbolisiert das, was Sie bei Ihrem Klienten besprechen wollen, zum Beispiel eine Warze. Halten Sie Ihre „Heiler Hand" über den Fleck und betrachten Sie gleichzeitig die saubere Seite des Papiers. Verbinden Sie nun in Ihrem Inneren das saubere Blatt Papier, das hier ein heiles, klares Stück Haut symbolisiert, mit dem Warzenfleck unter Ihrer Heiler-Hand. Nehmen Sie beides gleichzeitig wahr.

Innere Wahrnehmung stärken

Bei jeder Art des geistigen Heilens, sei es durch Auflegen der Hände, Auralesen oder Heilgebete, ist die innere Wahrnehmung des Ausübenden von großer Bedeutung. Daher ist es wichtig, die innere Wahrnehmung zu üben und zu stärken.

Der erste Schritt dahin ist eine Etablierung von Ja-/Nein-Antworten. Das ist auch für eigene Entscheidungen hilfreich.

Die Art der Antwort ist dabei nicht bei jedem gleich. Ein auditiver Mensch wird eher eine innere Stimme mit der Antwort Ja oder Nein hören, ein visueller Mensch kann seinem Unterbewusstsein mitteilen, dass er gerne eine grüne Ampel oder ein Herz oder eine Blume u. Ä. für Ja und eine rote Ampel bzw. ein für ihn eindeutig mit Nein assoziiertes anderes Symbol vor seinem inneren Auge sehen möchte. Ein kinästhetischer Mensch, der eher ins Gefühl geht, findet seine Art der Antwort vielleicht in einem Bauchgefühl oder er spürt möglicherweise Leichtigkeit oder Schwere im Körper.

Es ist also wichtig, dass Sie herausfinden, was Sie wahrnehmen, wenn etwas absolut richtig ist oder absolut falsch.

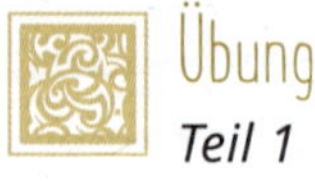

Teil 1

Nehmen Sie 2 halbe Din-A4-Bögen. Auf den einen schreiben Sie mit Bleistift Ihren Namen, auf den anderen einen fremden Namen.

Falten Sie die Blätter einmal. Durch den Bleistift, der nicht durchscheint, können Sie nachher nicht lesen, was darauf steht.

Doch im ersten Teil wissen Sie, welches Blatt welche Information enthält.

Legen Sie beide Blätter im Abstand von etwa 2 Schritten auf den Boden.

Stellen Sie sich auf den Zettel mit Ihrem Namen. Sagen Sie: Mein Name ist der, auf diesem Zettel. Spüren-hören-sehen Sie nun in sich hinein. Welches innere Signal sagt Ihnen: „Stimmt!"?

Wenn Sie das Signal genau identifiziert haben, treten Sie herunter vom Blatt. Nehmen Sie ein paar tiefe Atemzüge. Reiben oder klopfen Sie Ihren Körper etwas ab.

Treten Sie nun auf den zweiten Zettel. Sagen Sie: Mein Name ist der, auf diesem Zettel. Spüren-hören-sehen Sie nun in sich hinein. Welches innere Signal sagt Ihnen: „Stimmt nicht!"?

Vergleichen Sie beide Wahrnehmungen und machen Sie sich die Unterschiede bewusst.

Üben Sie dies auch mit anderen Aussagen wie z.B. „Ich habe blaue Augen", „Ich bin verheiratet", ‚Mein Partner heißt ..."

Erst, wenn Sie sich sicher sind, welche Wahrnehmung Ja und welche Nein bedeutet, vertiefen Sie die Übung.

Teil 2

Mischen Sie Ihre beiden Zettel unter einem Tuch, sodass Sie nicht wissen, welche Aussagen darauf stehen, wenn Sie die Blätter auf den Boden legen.

Nun können Sie fragen: „Heiße ich so, wie auf diesem Zettel?"

Welche Antwort erhalten Sie? Testen Sie erst den zweiten Zettel, bevor Sie nachsehen.

Ich empfehle, diese Übung so lange zu wiederholen, bis Sie stets richtige Antworten erhalten.

Ich nutze diese Technik auch, wenn eine Entscheidung zwischen zwei Möglichkeiten nicht mithilfe von Logik und Argumenten möglich ist. Bisher war das dann immer richtig. Mit einer dieser Entscheidungen bin ich seit 20 Jahren glücklich verheiratet.

Sehen lernen

Wenn wir lernen wollen, auch die weniger deutlich sichtbaren Dinge visuell wahrzunehmen, bietet es sich an, die Aufmerksamkeit der Augen zu schulen.

Das können wir immer wieder zwischendurch machen, ganz spielerisch, sogar unterwegs. Wir beginnen mit der Übung des Farbensehens.

Farben sehen

Egal, ob Sie gerade zu Hause, in der Natur, in einer städtischen Umgebung oder einem Einkaufszentrum sind: Diese Übung macht überall Spaß. Stellen oder setzen Sie sich bequem hin. Entscheiden Sie sich, auf welche Farbe Sie sich zuerst konzentrieren wollen. In unserem Beispiel soll es die Farbe Grün sein.

Lassen Sie Ihren Blick durch die Umgebung schweifen; richten Sie Ihre Aufmerksamkeit aber nur auf all das, was grün ist. Verweilen Sie einen Moment lang bei jedem grünen Objekt und nehmen Sie das Objekt bewusst wahr. In der Natur, wo sehr viel Grün vorhanden ist, bietet es sich natürlich an, eine andere Farbe zu wählen.

Nach ein paar Minuten wechseln Sie zu einer anderen Farbe. Sie werden erstaunt sein, wie viele Objekte Sie plötzlich wahrnehmen, die Ihrer Aufmerksamkeit sonst entgangen wären.

Formen sehen

Das gleiche Spiel spielen wir nun mit Formen. Beginnen Sie mit einer runden Form und schauen Sie, welche Objekte in irgendeiner Form rund sind oder abgerundet. Verweilen Sie auch hier bei jedem Objekt und betrachten Sie die Rundungen ganz genau. Wie unterscheiden sie sich?

Nehmen Sie als Nächstes eine rechteckige oder dreieckige Form für die Schulung Ihrer Aufmerksamkeit. Auch hier verweilen Sie bei den Objekten und betrachten genau die Unterschiede, zum Beispiel auch in den Winkeln.

Welches Objekt hat einen rechten Winkel? Sind die Dreiecke gleichschenklig?

Welche Besonderheiten entdecken Sie sonst noch?

Sehen, was nicht da ist

Bei dieser Übung fixieren Sie gar nichts. Lassen Sie Ihre Augen über die Umgebung schweifen, ohne etwas konkret ins Blickfeld zu nehmen.

Nach einem Moment verweilen Sie mit dem Blick in der Nähe eines Objektes, schauen aber nicht das Objekt an, sondern nehmen wahr, was um das Objekt herum nicht vorhanden ist. Das Objekt selbst ist Ihnen zwar bewusst, Sie fixieren es aber nicht.

Auch hier ist es wichtig, die Augen nicht scharf zu stellen, sondern entspannt zu lassen.

Diese Aufgabe mag Ihnen merkwürdig vorkommen. Sie ist aber eine wichtige Übung, um später in der Aura lesen zu können, was sich dort zeigt.

Beginnen Sie diese Übung zunächst mit festen Gegenständen aus dem Alltag. Wenn Sie sich daran gewöhnt haben, das Objekt nicht mehr zu fixieren, wechseln Sie zu Pflanzen. Da Pflanzen Lebewesen sind, werden Sie eventuell schon in dem Nichts um die Pflanze herum etwas wahrnehmen. Vielleicht ist da ein Flirren oder ein Licht.

Im dritten Schritt üben Sie es mit Menschen. Das geht wunderbar in einem Park oder einem anderen Ort, an dem Sie bequem und entspannt auf eine unauffällige Art und Weise beobachten können. Bitte starren Sie niemanden an! Es ist, als schauten Sie durch Gegenstände, Pflanzen oder Menschen hindurch oder ganz leicht an ihnen vorbei.

Diese Art zu sehen, macht es mir möglich, bei der Beratung von Kinderwunschpaaren zu erkennen, ob sich dort Seelen sozusagen in der Warteschleife befinden. Auch mögliche neue Partnerschaften zeigen sich mir auf diese Art.

Geist und Körper lockern

Wenn Sie feststellen, dass Sie weder zu Ihrem Inneren noch zu Ihrem Klienten eine sensitive Verbindung herstellen, sind Sie wahrscheinlich schlicht und ergreifend verspannt. Wer mit sensiblen Heilenergien umgehen möchte, der findet es häufig notwendig, vorab Körper und Geist zu entspannen. Einige von Ihnen haben eventuell bereits eigene Wege gefunden, andere freuen sich vielleicht über den ein oder anderen Hinweis, wie Entspannung funktionieren kann.

Atemubungen und Aura glätten

Der einfachste Weg, sich zu entspannen und loszulassen, führt über die Atmung. Hierbei ist es besonders das langsame, tiefe Ausatmen, welches sich positiv auf das vegetative Nervensystem auswirkt. Sollten Sie also einen Termin haben, zum Beispiel, um Warzen zu besprechen, und haben vorher intensiv geistig gearbeitet oder waren auf andere Art innerlich sehr beschäftigt, ist es zielführend, erst einmal wieder bei sich selbst anzukommen. Dann können Sie auch einen guten Kontakt zu Ihren Klienten herstellen.

Das Auraglätten

Beginnen Sie damit, Ihre Aura zu glätten. Das ist ganz einfach. Stellen Sie sich vor, Ihre Hand könnte so wirken wie ein Bügeleisen. Beugen Sie sich entspannt nach vorn und beginnen Sie mit Abstand von Ihrem Körper in sanften Strichen Ihre Aura zu „bügeln". Sanft und gleichmäßig streichen Sie von unten nach oben in kleinen

Abschnitten, zuerst vielleicht von den Füßen bis zu den Knien, die Beine herum und dann langsam nach oben. Verfahren Sie so mit Ihrem ganzen Körper und stellen sich dabei vor, wie Ihr Energiefeld von einem etwas gewellten Ausdruck zu einem glatten Ausdruck kommt. Eventuell können Sie unter Ihrer Hand etwas fühlen, das an ein sehr glattes und gestärktes Tischtuch erinnert.

Glätten Sie anschließend noch einmal mit einem kraftvollen Strich über die Mitte des Körpers nach oben, wenn Sie sich wacher fühlen wollen, oder nach unten, wenn Sie aufgeregt sind und sich entspannen wollen.

Setzen Sie sich dann bequem hin, schließen Sie die Augen und atmen Sie ein. Zählen Sie im Geiste dabei bis 3. Halten Sie den Atem einem Moment an, zählen Sie dabei im Geiste bis 5. Atmen Sie langsam wieder aus, zählen Sie dabei bis acht. Bleiben Sie einige Minuten sitzen und atmen Sie ganz gelassen. Sie werden spüren, wie immer mehr Ruhe in Ihnen einkehrt.

Diese Übung hilft auch, wenn man sich abends etwas unruhig fühlt und nicht einschlafen kann.

Klopftechniken

Um Körper und Geist gleichermaßen zu entspannen, ist möglicherweise eine Klopftechnik hilfreich. Dies kann besonders dann notwendig sein, wenn Ihr Geist sich an einem Alltagsthema festhält und Sie Ihre Gedanken nicht gut abschalten können. Bei geistiger Heilarbeit ist es wichtig, alles andere hinter sich zu lassen. Eine Ablenkung durch Alltagsthemen, die uns immer wieder durch den Kopf spuken, kann den Erfolg verhindern.

Die bekannteste Klopftechnik ist wohl EFT Emotional Freedom Techniques aus den USA. Sie wird seit gut 25 Jahren besonders bei der Behandlung von Ängsten und Traumata eingesetzt.

Für eine Entspannung ist es gar nicht notwendig, das gesamte Standardprogramm zu kennen und zu durchlaufen. Mit der sogenannten Mittellinientechnik, kombiniert mit der Vorgehensweise von Dr. Patricia Carrington, die Ressourcen und Lösungen integriert, können wir unser Gedankenkarussell zum Stillstand bringen.

Unser Körper und unser Geist reagieren sehr schnell auf diese Technik und produzieren dabei entspannende Hormone, wie unter anderem Endorphine, während gleichzeitig Stresshormone abgebaut werden.

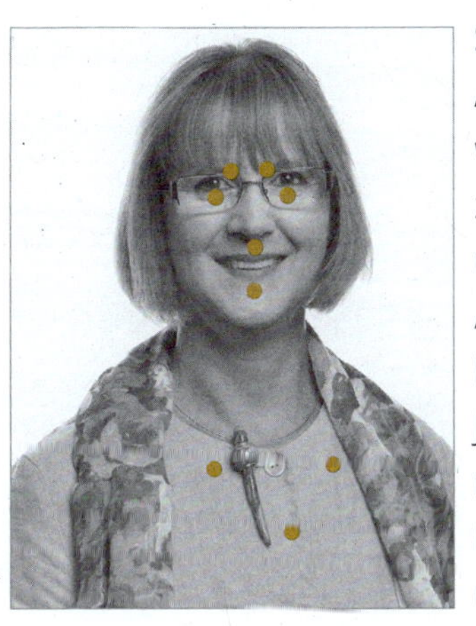

So können Sie vorgehen: Auf dem Foto sehen Sie, welche Punkte wir benutzen wollen: jeweils rechts und links am Beginn der Augenbraue, genau unterhalb der Pupille auf dem Jochbein, wenn wir geradeaus sehen; unter der Nase, mittig auf dem Kinn, unterhalb des Schlüsselbeins, direkt rechts und links neben dem Brustbein (bilden Sie mit Mittelfinger und Daumen einen Bogen, dann treffen Sie diese Punkte) und abschließend auf dem Thymuspunkt, mittig auf der Brust.

Punkte auf einer Ebene, wie die beiden Augenbrauenpunkte und die Punkte unter den Augen so wie die Schlüsselbeinpunkte werden gleichzeitig geklopft. Sie können das mit einer oder mit beiden Händen ausführen. *Während Sie klopfen, sprechen Sie kurze Sätze:*

_ mir geht so viel durch den Kopf
_ ich erlaube mir, loszulassen
_ meine Gedanken kreisen und kreisen und kreisen
_ ich lasse sie gelassen ziehen
_ ich fühle mich gestresst
_ ich erlaube mir, ganz bei mir selbst zu sein

Wie Sie sehen, geht es hier um Selbstwahrnehmung und die Erlaubnis zur Entspannung. Sie sprechen aus, was da ist, und geben im zweiten Satz den Impuls, sich davon zu lösen. *Das kann auch so klingen:*

_ ich habe gleich einen Termin für eine Heilung
_ ich bin aber gerade total verärgert über XY
_ ich entscheide mich, dass jetzt hinter mir zu lassen
_ später habe ich wieder Zeit dafür
_ jetzt ist es vollkommen in Ordnung, ganz bei mir zu sein
_ ich entscheide mich jetzt für Gelassenheit und Liebe

Diese Sätze wiederholen Sie in mehreren Klopfrunden. Es ist auch möglich, dass Sie zwischendurch Ihre Sätze variieren, weil Ihnen noch etwas einfällt oder auffällt. Beobachten Sie einfach, wie sich Ihre Gefühlslage entwickelt, und entscheiden Sie danach, wann es genug ist.

Sollten Ihnen die Punkte gerade nicht gelegen kommen, klopfen Sie einfach auf Ihr Brustbein. Dort, in der Mitte Ihrer Brust, sitzt der Thymuspunkt. Das Klopfen auf diese Stelle kennen Sie vom Gorilla. Der Punkt aktiviert innere Stärke und regt das Immunsystem an.

DIE CHAKRENENERGIE

Chakra bedeutet Rad und bezeichnet ein Energiezentrum. Der Begriff stammt aus dem indischen Raum und bezieht sich darauf, dass in unserem Körper und um unseren Körper herum Energie fließt und sich in bestimmten Zentren trifft.

In Ihrer Buchhandlung werden Sie interessante und ausführliche Werke zum Thema Chakren finden, wenn Sie sich gerne intensiver damit befassen möchten. Im Kapitel: „Der Mensch und sein Energiesystem" habe ich Ihnen die Chakren bereits vorgestellt. Nun wollen wir ein wenig damit arbeiten.

Wahrnehmungsübung im eigenen Körper

Mit dieser Übung lernen Sie Ihre Energiezentren und sich selbst besser kennen.

Sie benötigen einen Ort, an dem Sie ungestört sind. Vielleicht möchten Sie auch das Auraglätten und eine Atemübung vorausschicken, damit Sie wirklich ganz bei sich selbst sein können. Auch die

Anbindung an die eigenen geistigen Kräfte macht sich hier gut. So üben Sie nämlich gleich die Abfolge Ihrer Handlungen, die vor dem Anwenden der Heilgebete notwendig sind.

Dann setzen Sie sich ganz bequem hin, entweder in eine Meditationshaltung oder mit geradem Rücken und den Füßen auf dem Boden auf einen Stuhl oder Sessel. Schließen Sie die Augen und richten Sie Ihre Aufmerksamkeit auf Ihren Atem. Lassen Sie den Atem einfach fließen, ohne Wollen und Müssen.

Nehmen Sie nun Kontakt auf mit dem Erdchakra an Ihren Damm. Stellen Sie sich vor, Ihr Atem fließt durch Ihren Körper und drückt von innen gegen den Damm. Beobachten Sie einfach nur Ihre Wahrnehmung. Was sehen, hören oder fühlen Sie in diesem Moment? Lösen Sie sich von allen vorgefertigten und vorgegebenen Beschreibungen wie der, ein Chakra sei ein Kristall oder ein Rad und habe eine festgelegte Farbe. Wie ist es bei Ihnen? Nur darauf kommt es an.

Stellen Sie sich jetzt vor, Ihr Atem fließt durch den Damm wie durch eine Membrane. Und nun lassen Sie eine Wurzel entstehen, zuerst ganz zart, dann immer kräftiger, die hineinwächst in die Erde. Aus der Erde fließen Ihnen auf diesem Weg viele Ressourcen und Qualitäten zu. Auch hier begeben Sie sich erst einmal ganz in die reine Beobachtung.

_ Wie verhält sich Ihre Wurzel?
_ Teilt sie sich auf in viele kleine Wurzeln?
_ Wie nehmen Sie wahr, dass Ihre Wurzel Nährstoffe und Ressourcen nach oben transportiert, zu Ihrem Körper?

Erkunden Sie das Erdchakra auf Ihre ganz persönliche Art und Weise.

Wiederholen Sie diese Übung mit diesem einen Chakra so lange, bis Sie spüren, dass Sie eine gute Verbindung zu Mutter Erde hergestellt haben.

Wenden Sie sich als Nächstes dem Sakralchakra zu. Nach der Einstimmung auf das Erdchakra ziehen Sie den Energiefaden Ihrer Wurzel aus dem Damm hinein in das Sakralchakra.

Tauchen sich hier ein die männlichen und weiblichen Energien Ihres Selbst. Sie können sich zum Beispiel die Frage stellen:

_ Was macht mich als Frau aus oder was macht mich als Mann aus (wenn Sie ein Mann sind).

Die zweite Frage könnte lauten:

_ Welche männlichen/weiblichen Anteile meines Selbst empfinde ich als unterstützend?

Ihnen wird sicherlich noch einiges dazu einfallen, denn jeder Mensch ist einzigartig und das, was für Sie wichtig ist, wird sich zeigen.

Das Solarplexuschakra gibt Ihnen die Möglichkeit, Licht zu speichern. Stellen Sie sich dazu vor, wie das Licht der Sonne direkt über das Chakra in Sie hineinfließt und in jeder einzelnen Zelle gespeichert wird.

Ich habe auf diesem Wege meine Winterdepression geheilt, die mich in jungen Jahren sehr plagte.

Das Herzchakra verbindet Sie mit der unendlichen Liebe, die ohne Streben, ohne Verlangen und ohne Aufrechnen ist. Senden Sie allumfassende Liebe aus diesem Chakra hinaus in die Welt.

Verfahren Sie so auch mit allen anderen Chakren. Bleiben Sie dabei in der erwartungslosen Beobachtung. Beobachten Sie, welche Farben sich in Ihren Chakren entwickeln, ob Sie eventuell Töne wahrnehmen oder innere Bilder aus anderen Erfahrensebenen. Hier können auch mal Bilder aus früheren Leben auftauchen.

Wahrnehmungsübung am Klienten

Die Chakren an Ihren Klienten wahrzunehmen, das bedarf einiger Zeit und einiger Übung. Hilfreich ist dabei die Übung zur Sensibilisierung Ihrer Hände, die Sie schon kennengelernt haben. Spaß macht es, mit einem Freund oder einem Familienmitglied zu üben.

Bereiten Sie sich gut vor, sodass Sie entspannt und offen sind. Bewegen Sie dann Ihre dominante Hand mit Abstand zum Körper in der Aura. Schließen Sie dabei einfach die Augen. Können Sie die Energiefelder wahrnehmen, die von den Chakren ausgehen, wenn Sie mit den Händen vor dem Körper auf und ab fahren? Für einige Menschen fühlt sich die Luft dort wärmer oder dicker an, wie ist es für Sie?

Wer visuell orientiert ist, wird vielleicht die Fähigkeit entwickeln, im Bereich der Chakren nebelartige Verschleierung oder Ähnliches wahrzunehmen.

Wechseln Sie auch mal von der Körpervorderseite zur Körperrückseite. Können Sie auch hier Chakren wahrnehmen? Gibt es einen Unterschied? Ich kann Ihnen nicht sagen, was Sie wahrnehmen sollen. Wie immer ist das alles sehr individuell und ich möchte gerne, dass Sie lernen, auf Ihre eigene Wahrnehmung zu vertrauen. Vielleicht taucht in Ihrem Kopf plötzlich eine Information auf.

Oder die Luft am Körper fühlt sich an einer Stelle wie dicker, zäher Nebel an. Möglichweise entstehen Bilder, Worte oder Gesang in Ihnen.

Ich spüre recht unterschiedliche Veränderungen, wenn ich mit meinen Händen in die Zonen der Aura eines Menschen eintauche.

Wenn es Belastungen gibt, die einem „im Nacken sitzen“ oder als Last zu tragen sind, habe ich das Gefühl, meine Hände im Nacken-Rücken-Bereich wie durch Pudding zu schieben.

Macht sich jemand seinen Lebensweg schwer oder gibt es dort Blockaden oder Hindernisse (z.B. durch Glaubenssätze, die einschränkend wirken), dann liegt ein dichter Nebel vor dem Klienten. Ich nenne das „dicke Suppe“.

Wenn meine Hände unangenehm kribbeln, geht es in der Regel um ungeklärte Konflikte.

Das alles habe ich im Laufe der Jahre festgestellt und durch geschickte Fragen herausgefunden.

Hierbei sollte möglichst offen gefragt werden. Stelle ich eine „dicke Suppe“ mit Kribbeln an der linken Seite fest, frage ich, wie denn die Beziehung zur Mutter ist. Ich frage nicht, ob es Konflikte mit der Mutter gibt! Mein Eindruck könnte ja auch täuschen. Vielleicht gibt es auch ein Problem mit der eigenen Mutterrolle oder der eigenen weiblichen Seite.

Wer länger dabei ist, wird aus der Erfahrung und den Zusatzinformationen, die sich zu meinem Erstaunen immer wieder einstellen, die richtigen Schlüsse ziehen. Wer visuell begabt ist, wird vielleicht auch Farben oder Formen im Aurabereich sehen können.

Eine Kollegin von mir sieht Licht, das seine Farbe im Fortschritt einer Heilung auch verändert.

Ich sehe auf andere Art. Das ist schwer zu beschreiben. Menschen, Dinge oder Symbole erscheinen mir in einer Kombination von in-meinem-Kopf und am-Klienten. So kann ich in der Regel bei Familien mit Kinderwunsch sehen, ob dort Seelen sozusagen auf der Wartebank hinter der Klientin sitzen.

STÖRFELDER FÜHLEN UND INFORMATIONEN SAMMELN

Auf die gleiche Art und Weise wie bei der Untersuchung der Aura können Sie Störfelder am Körper ertasten. Auch hier bewegen Sie Ihre Hände mit Abstand über den Körper und beobachten ganz neutral, was sich Ihnen zeigt.

Übung

Halten Sie Ihre Hände über den Scheitel des Klienten. Öffnen Sie sich innerlich für Informationen. Lassen Sie die Hände zu den Ohren gleiten, dann langsam weiter zu den Schultern.

Verweilen Sie intuitiv dort, wo Sie den Eindruck haben, es gebe etwas zu erfahren.

Wandern Sie langsam über den ganzen Körper. Bestimmte Körperteile können dabei besonders interessant sein. Dazu zählen: der Scheitel, der Nacken, die Schultern, die Hände, der mittlere Brustbereich, der Unterbauch, das Kreuz/Steißbein, die Füße. Gerade hier speichern wir viele emotionale Erfahrungen. Auch die Knie, Symbole der Bereitschaft, nachzugeben, sich zu beugen, können verdeckte Informationen liefern.

Weiterführende Informationen können helfen, die richtigen Heilgebete zu finden oder die richtigen Worte für heilenden Gesang aus sich heraus fließen zu lassen.

Dafür kann es auch notwendig sein, den Klienten zu berühren, um Informationen zu erhalten. Hierbei ist es wichtig, mit Zustimmung des Klienten zu handeln.

Nicht immer muss der ganze Körper berührt werden. Mir reicht oft die Hand mit dem Unterarm, die ich dann mit beiden Händen sanft halte.

So kam einmal ein Mann mit Störungen der Haut zu mir. Er erzählte mir allerlei aus seinem Leben. Dennoch dachte ich die ganze Zeit: „Nein, das ist es nicht." Ich bat ihn, seine Hand halten zu dürfen. Nachdem ich mein inneres Tor öffnete, strömte die relevante Information zu mir. Als ich ihm dann sagt: „Eigentlich sind Sie doch wegen Ihrer Ehe gekommen", war er sehr überrascht, denn genau das war sein grundlegendes Thema.

Übung

Berühren Sie den Klienten an einer Stelle, die Ihnen intuitiv gezeigt wurde. Das können die Hände, die Füße, der Scheitel, oder die Leberzone sein. Teilen Sie dem höheren Selbst des Klienten auf dem Wege der Gedanken mit, dass es sich zum Wohle des Klienten nun mitteilen darf. Beobachten Sie erwartungsfrei!

Eine innere Haltung liebevoller Zuwendung ist bei all diesen Vorgehensweisen enorm wichtig für den Erfolg.

Den Daumen befragen

Ich bin ein gründlicher Mensch. Wenn jemand mit einer Störung zu mir kommt, gibt es in der Regel einen Grund dafür. Es ist nicht immer wichtig, den genauen Grund zu erfahren. Wie ein Ballonfahrer, dessen Ballon sich zur Erde senkt, einfach die Sandsäcke abschneidet, ohne vorher hineinzusehen, was sich darin befindet, so ist es häufig auch bei mir, wenn ich Warzen und Gürtelrose bespreche. Ich muss nicht immer alles bis ins Detail ergründen.

Doch wie ich an anderer Stelle schon erwähnte, gebe ich meinen Klienten immer eine Übung mit, die eine innere Umstimmung und Stärkung des Selbstwertgefühls beinhaltet. Dafür ist es hilfreich, zumindest eine Ahnung zu haben von dem, was das Leben dieses Menschen ausmacht. Nicht jeder mag oder kann das in Worte fassen.

Die Arbeit mit der Aura ist eine Möglichkeit, tiefer einzusteigen in das Leben des Klienten, soweit er dazu bereit ist. Eine andere Möglichkeit ist es, den Daumen zu befragen. Wie das geht, möchte ich Ihnen hier gerne vorstellen. Auch bei dieser Übung ist es wichtig, ergebnisoffen zu sein.

Übung

Wie üblich bitten Sie den Klienten um Erlaubnis, seinen Daumen berühren zu dürfen. Legen Sie Ihren eigenen Daumen der rechten Hand sanft auf die Spitze des Daumens des Klienten und umfassen Sie diesen Daumen leicht mit Ihrem Zeigefinger und Mittelfinger. Strecken Sie Ihren linken Arm gerade nach oben und schließen Sie dabei Ihre Augen. Bitten Sie das höhere Selbst des Klienten, Sie auf der Himmelswiese zu treffen.

Spüren Sie in sich nach, ob sie eine Ja- oder eine Nein-Antwort bekommen. Bei einer Nein-Antwort hilft es, mitzuteilen, dass dies zum Wohl des Klienten geschieht. In der Regel erfolgt dann die Ja-Antwort.

Manchmal muss man noch ein bisschen verhandeln. Bitten Sie darum, sehen/erfahren zu dürfen, mit welchen Vorbelastungen oder Aufgaben der Klient in diese Inkarnation eingetreten ist.

Wenn Sie eine Information erhalten haben, dann bitten Sie darum, seine eigene Schwangerschaft (also seine Zeit vor der Geburt) begleiten zu dürfen. Während Sie nun langsam Ihren ausgestreckten Arm senken, lassen Sie in Ihrem Inneren die Monate der Schwangerschaft, als der Klient im Bauch seiner Mutter war, durchlaufen. Mit der Geburt wechseln nun die Hände am Daumen. Die linke Hand umfasst den Daumen so wie vorher die Rechte.

Gehen Sie langsam vor und nehmen Sie alle Eindrücke auf, die sich Ihnen zeigen wollen. Manchmal gab es Stress oder Ängste der Mutter, die das Kind nun in sich als Unsicherheit weiter trägt.

Wandern Sie nun langsam in kleinen Schritten durch die Lebensjahre des Klienten, indem Sie Ihren Daumen an der Außenseite des Klientendaumens herunterwandern lassen, bis zum Handgelenk.

Ich bin immer wieder erstaunt, was sich mir da zeigt. Aus diesen Informationen kann ich Rückschlüsse ziehen auf das, was der Klient jetzt braucht.

Probieren Sie auch aus, ob Sie lieber mit der rechten Hand nach oben gestreckt arbeiten wollen, während die linke zu Beginn den Daumen hält. Ich bin immer dafür, hier offen auszuprobieren und nicht irgendwelchen Vorgaben aus Büchern zu folgen. Jeder Mensch ist einzigartig. Der eine kann es so herum besser, der andere andersherum.

Gürtelrose bricht häufig aus bei Menschen, die sehr unter Druck stehen, Groll hegen, nicht gut für sich selbst sorgen oder die Eigenverantwortung gerne auf andere übertragen.

Ich hatte eine Klientin, die mir sagte, alles sei gut in ihrem Leben. Kein Groll, kein Stress, kein gar nichts. Doch irgendetwas machte mich unruhig. Gürtelrose kommt nicht einfach so. Ich befragte also ihren Daumen. Das Ergebnis war erstaunlich. Aufgrund der Umstände ihrer Empfängnis (nicht wirklich erwünscht und hätte ein Junge sein sollen) war sie im Grunde ihr Leben lang einem hohen Leistungsdruck ausgesetzt. Das war ihr nur gar nicht bewusst. Da die Eltern ihre große Schwester immer vorzogen, hatte sich ein unterdrücktes Neidgefühl in ihr installiert. Gefühle zu äußern war in ihrer Familie nicht gestattet. Ihr Leben lang versuchte sie durch erhöhte Leistung, die Liebe ihrer Eltern zu erlangen. Chronischer Stress und chronisch unterdrückte Gefühle beeinträchtigen das Immunsystem massiv. Auf meine Nachfrage hin ergab sich dann, dass sie sich eigentlich häufig erschöpft fühlte und oft krank war. Trotz Krankheit arbeitete sie jedoch weiter. Ihre Verhaltensmuster waren ihr natürlich nicht bewusst. Kein Wunder also, dass die Gürtelrose bei ihr ein deutliches Signal setzen wollte.

Heilende Sprüche für die „Heimarbeit"

Die meisten meiner Klienten bekommen von mir einen heilenden Spruch, der sie in den nächsten Wochen unterstützen soll, eine innere Wandlung zu beginnen.

Dies ist ein Weg, dem Klienten Selbstverantwortung zu übertragen. In der modernen Medizin erhält der kranke Mensch vom Arzt Tabletten oder eine Spritze und wird wieder fortgeschickt. Bei den Heilgebeten ist es häufig ganz genauso. Der Klient kommt mit seiner Warze, seiner Flechte, seiner Gürtelrose oder anderen Beschwerden zum Heilbeter oder zur „Dorfhexe". Das Leiden wird besprochen und der Klient geht wieder.

In der Regel hilft das auch. Doch wann kommt das Leiden wieder? Natürlich dann, wenn der Klient in seinem Leben nichts ändert. Ich möchte meine Klienten eigentlich nicht wieder sehen – egal wie nett sie sind. Darum gehe ich einen Schritt weiter. Ich übergebe ihnen die Verantwortung für sich selbst in Form eines persönlichen Spruchs. Den wenden sie auf eine ganz spezielle Art und Weise an, die ich Ihnen gleich erklären werde. Dies tun sie mindestens bis zum nächsten Vollmond, gerne auch länger, wenn das Bedürfnis besteht.

So geht's: Ich reiche dem Klienten eine Karte, auf die ich den Spruch geschrieben habe. Mehrmals am Tag spricht er diesen Spruch, gerne auch, indem er sich dabei im Spiegel in die Augen sieht. Dabei beklopft er mit seinen Fingerspitzen die Mitte seiner Brust, auf dem Brustbein über der Thymusdrüse.

Beispiele der Sprüche

_ Frohen Mutes schreite ich hinein in mein Leben.

_ Ich erlaube mir, mein Herz zu öffnen für die Einzigartigkeit meiner Mitmenschen. Ich bin im Frieden mit Ihnen und mit mir.

_ Mit Gelassenheit und Zuversicht lasse ich Heilung in mir entstehen. Ich vertraue meinem Lebensweg.

_ Ich bin bereit, die Botschaften auf meinem Lebensweg zu erkennen und Ihnen und mir selbst zu vertrauen.

_ Ich liebe mich voll und ganz, so wie ich bin.

_ Ich bin bereit, mein altes Leben hinter mir zu lassen und mein neues Leben lichtvoll und mit Freude zu beginnen.

_ Zorn, Groll und Missgunst übergebe ich der göttlichen Liebe. Ich bin dankbar für das, was mir gegeben ist, und bereit, meinen weiteren Weg in Liebe zu gehen.

_ Mit lachendem Herzen tanze ich hinein in mein Leben und danke für die Möglichkeiten, die sich mir eröffnen.

_ Ich erlaube mir, Veränderungen anzunehmen und ihnen mit Zuversicht zu begegnen.

_ Ich erlaube mir, das Thema zu erkennen und anzunehmen.

Die Sprüche entstehen aus dem, was der Klient als Thema mitbringt. Mit etwas Übung werden auch Sie intuitiv wissen, was der Klient braucht.

Das Klopfen auf dem Thymus verändert nachweislich die Biochemie im Körper, hin zu mehr Entspannung. So kann dem Thema stressfreier begegnet werden.

UMGANG MIT TENSOR UND PENDEL

Bei der Anwendung von Heilgebeten können ein Tensor oder ein Pendel eine hilfreiche Unterstützung darstellen.

Ich persönlich arbeite nicht mit dem Pendel, aber in manchen Fällen empfinde ich den Tensor als unterstützend. Bei beiden ist die Voraussetzung, dass man sich innerlich leer machen kann. Das bedeutet, wenn man eine Ja- oder Nein-Frage stellt, seine Gedanken zu leeren und in eine reine, offene innere Haltung zu gehen.

Durch Untersuchungen aus der Kinesiologie wissen wir, dass unser Körper mit sehr feinen Reizen auf unsere eigenen Gedanken reagiert. Wenn wir eine Antwort wie eine Erwartung in uns tragen, werden Tensor oder Pendel sie nach außen tragen. Es ist also überaus wichtig, hier wirklich rein und klar zu arbeiten.

Eine Bekannte von mir pendelt das Geschlecht ihrer Hühnereier, da sie möglichst keine Hähnchen ausbrüten lassen mochte. Sie geht dabei wie folgt vor: Sie hält das Pendel mit dem Gewicht nach unten an seinem Band zwischen Daumen und Zeigefinger. Sie fragt das Pendel: Welches Zeichen ist das Zeichen für eine Henne? Dann wartet sie ab, welche Bewegung entsteht.

So verfährt sie mit der Frage nach dem Hahn. Dann legt sie ein einzelnes Ei unter das Pendel und fragt: Welches Geschlecht hat dieses Ei? In über 90 % der Fälle bekommt sie tatsächlich nur weibliche Küken ausgebrütet. Es sind in der Regel immer Momente der Unaufmerksamkeit oder der inneren Vorannahme (dies ist bestimmt auch eine Henne), die ihr gar nicht immer bewusst sind, die die Ergebnisse verfälschen.

Wichtig ist auch die Körperhaltung des Pendelnden. Achten Sie also auf lockere Schultern, einen gleichmäßigen ruhigen Atem und darauf, dass die Ellbogen nicht am Körper anliegen.

Wenn ich mit dem Tensor arbeite, dann halte ich den Griff locker in meiner Hand, die Ellenbogen von meinem Körper fern und richte meine innere Aufmerksamkeit sehr genau auf meine Gedanken.

Ich beginne nach der Feststellung der Antwortmodalitäten mit Testfragen: Heiße ich Klaus-Peter? Bin ich eine Frau? Usw.

Die Bewegungen für Ja oder Nein frage ich ebenfalls vor jedem Einsatz des Tensor erneut ab. Das kann sich durchaus auch einmal ändern. Wenn der Tensor bei meinem letzten Einsatz durch eine Auf- und Ab-Bewegung ein Ja signalisierte, kann es durchaus vorkommen, dass dies beim nächsten Mal eine Nein-Antwort ist und das Ja eine Kreisbewegung.

Die Beeinflussbarkeit durch Ihre Gedanken können Sie überprüfen, indem Sie sich eine Bewegung als Antwort in Ihrem Kopf vorstellen. Sie werden feststellen, dass der Tensor dann Ihrer Vorstellung folgt.

Sie merken, die Arbeit mit diesen Geräten erfordert ein hohes Maß an Aufmerksamkeit.

Ebenfalls aus Untersuchungen der Kinesiologie wissen wir, dass Eltern und Kinder energetische eng verbunden sind. Ich kann den Tensor also einsetzen, um über einen Kontakt zur Mutter Antworten des Kindes zu bekommen. Dabei hält die Mutter ihr Kind im Arm, ich greife ihre freie Hand. So sind wir nun verbunden und ich kann den Tensor zum Beispiel fragen: Handelt es sich bei dem Problem um ein Familienthema? Oder: Gibt es hier eine unterdrückte Aggression? (Zum Beispiel bei Hauterkrankungen).

Ich kann dann auch fragen: Ist Heilbeten in diesem Fall hilfreich? Ist die Gabe von Bachblüten hier hilfreich? Ist es hilfreich, wenn die Mutter für das Kind die Heilgebete spricht?

Seien Sie sich bitte nie zu sicher, und überprüfen Sie Ihre Antworten. Üben Sie die Anwendung mit Pendel und Tensor über eine längere Zeit, wenn Sie diese einsetzen möchten.

Sie werden eines Tages feststellen, dass Sie die Geräte gar nicht mehr benötigen. Allein der Kontakt mit dem Energiefeld des Klienten liefert Ihnen dann schon eine innere Antwort.

Eine Gürtelrose-Patientin meinte, es gebe bei ihr keine unterdrückten Gefühle als Ursache für Ihre Erkrankung. Ich gab ihr eine Übung für das Thymusklop fen mit, die den Grund ihrer Erkrankung ins Bewusstsein holen sollte. Beim dritten Termin schilderte sie mir plötzlich ihre Probleme mit einem Chef, der sie mobbte und oben herab behandelte bzw. bei wichtigen Entscheidungen einfach ignorierte. Da sie Konflikte vermeiden wollte, steckte sie das alles wortlos weg.

Ihre Gürtelrose reagierte schon beim ersten Termin sehr gut auf das Besprechen (die Rötungen waren bereits verschwunden), doch nun konnte ich auch direkt diesen emotionalen Konflikt ansprechen und ihr auch dafür noch eine Übung mit nach Hause geben.

Ich benötigte weder ein Pendel noch einen Tensor, um zu fragen: Liegt hier ein tieferer Grund vor, der unbewusst geblieben ist? Mein Kontakt zur Aura der Dame über meine Hände hatte mir schon am ersten Tag mitgeteilt, dass es da durchaus ein Thema gab. Nun arbeite ich ja auch schon 25 Jahre in diesem Feld; die Erfahrung sensibilisiert. Machen Sie sich also keine Sorgen, wenn es am Anfang noch nicht so gut klappt.

DER MUSKELTEST

In der Kinesiologie wird ein Muskeltest eingesetzt, um festzustellen, ob der Klient in einer bestimmten Situation oder Fragestellung eine Belastung wahrnimmt. Auch die Elektroakupunktur nach Voll ist dafür geeignet. Anleitungen für Muskeltests gibt es inzwischen zahlreiche. Es empfiehlt sich, ein Video anzusehen.

Befindet sich der Mensch in einem guten, gesunden und ausgeglichenen Zustand, so ist auch sein Muskeltonus stark. Tritt eine Störung ein, so lässt auch der Muskeltonus nach. Ganz einfach testen kann man dies zum Beispiel mit einem Handy.

Ihr Übungsklient steht vor Ihnen und streckt seinen dominanten Arm nach vorne aus. Dabei gibt es in zwei Metern Umkreis kein Handy. Sie drücken mit sanftem Druck von oben, kurz vor dem Handgelenk, den Arm nach unten. Ihr Klient soll ohne extreme Anstrengung gegenhalten. Das ist die Kraft, die Sie messen. Ist Ihr Klient in einem guten Zustand, wird er problemlos gegenhalten können. Nun nimmt Ihr Klient ein eingeschaltetes Handy in die andere Hand und Sie wiederholen diese Übung. Sie werden feststellen, Sie können den Arm leichter herunterdrucken bzw. er braucht etwas mehr Kraft, um gegenzuhalten.

Auch die richtige Ausführung eines Muskeltests bedarf der Übung. Manchmal sind die Unterschiede sehr klein. Diese wahrzunehmen, lernt man nicht von heute auf morgen.

Die großen Unterschiede kennen Sie aus Ihrem Alltag. Fühlten Sie sich munter und wach und folgte dann eine belastende Situation, sind Sie hinterher in der Regel etwas müde und brauchen eine Pause.

Muskeltest und Heilgebete

Wenn Sie gerne mit Muskeltests arbeiten, können Sie damit natürlich auch testen, ob das von Ihnen gewählte Heilgebet das richtige ist.

Testen Sie zuerst die Ausgangslage. Sprechen Sie dann leise den Satz: Belastung durch (Problem des Klienten). Testen Sie wieder, der Muskeltonus müsste nun schwächer sein.

Sprechen Sie nun leise das Heilgebet, dass Sie ausgewählt haben und testen Sie danach erneut. Ist es das richtige Gebet, dann wird der Muskel wieder stark.

HEILGEBETE UND ARCHETYPEN

Archetypen sind im Unterbewusstsein verankerte Bedeutungsmuster, die sich individuell nur wenig unterscheiden. Würde man zufällig ausgewählte Menschen bitten, einen Helden oder eine Fee zu beschreiben, so würden sich diese Beschreibungen in vielen Details gleichen.

Gerade bei der Arbeit mit Kindern können Archetypen hilfreich sein. So bat ich einmal einen kleinen Jungen, mir seinen Lieblingssuperhelden zu beschreiben. Im Anschluss ließ ich ihn die Vorstellung entwickeln, der Superheld werde die vielen kleinen Warzen an seinem Körper mit seiner Superkraft auflösen, während ich meine Sprüche flüsterte. Da die Warzen ja nicht sofort verschwinden, erklärte ich dem Kleinen, dass die Warzen noch nicht wüssten, dass sie schon weg sind. Sobald sie dies aber mitbekommen hätten, wären sie fort. Er solle nun einfach so tun, als hätte er keine Warzen. Zwei Wochen später wachte er morgens warzenfrei auf.

HEILGEBETE BEI SCHMERZEN

Schmerzen sind ein besonderes Thema. Wenn ein Mensch mit Schmerzzuständen zu Ihnen kommt, dann lassen Sie diese bitte ärztlich abklären. Schmerzen sind in der Regel ein Alarmsignal und sagen: Hier ist etwas nicht in Ordnung.

Bei Nervenschmerzen der Gürtelrose wissen wir ja die Bedeutung. In der Regel war der Klient damit schon beim Arzt. In meinem Ort empfehlen einige Ärzte dann erstmal das Besprechen. Die Nervenschmerzen besprechen wir eventuell extra. Das hängt vom jeweiligen Fall ab.

Schmerzen im Bauchraum oder im Bereich der Nieren können ernsthafte Erkrankungen als Ursache haben. Ein Arztbesuch schafft hier Sicherheit. Es wird der Bauchraum besprochen und damit die Selbstheilung gestärkt. Wählen Sie Gebete und Sprüche, die zum einen den Schmerz lindern, zum anderen aber auch auf das verborgene Geschehen dahinter abzielen. Kann der Klient sein Leben nicht richtig verdauen? Nimmt er zu viel auf sich?

Handelt es sich um Gelenkschmerzen, ist die Orthopädie leider nicht immer der richtige Ansprechpartner, da dort häufig nur auf den Ort des Schmerzes und nicht auf den Gesamtzusammenhang geachtet wird. Ich empfehle den Besuch eines Osteopathen. So bedeutet ein Schmerz im großen Zeh nicht immer gleich Gicht oder Arthrose. Es kann auch sein, dass einfach die Muskeln im Fuß und in der Wade verhärtet sind. Auch bei Schmerzen im Knie ist es ganz wichtig, die gesamte Haltung vom Fuß bis zum Nacken anzuschauen – insbesondere die Muskeln und Muskelansätze um das Knie herum, den Oberschenkel und die Wade. Auch die Fußstellung ist wichtig. Wir können durch Heilgebete die Entspannung in diesem Bereich und ganz besonders die Entspannung im Geist unterstützen. Denn wenn die innere Haltung korrigiert wird, kann sich auch die äußere Haltung wieder zur gesunden Norm hin entwickeln.

Bei Rückenschmerzen bitte ich immer die Engel der geistigen Aufrichtung um Unterstützung. Dabei wandere ich mit den Händen zwei bis drei Mal den Rücken von unten nach oben durch die Aura.

Eventuell bekommen Sie beim Besprechen den Impuls, Gliedmaßen kräftig zu streichen oder Muskelansätze zu drücken. Folgen Sie dem Gefühl. Es empfiehlt sich, den Klienten vorher um Erlaubnis zu einer Berührung zu bitten.

Findet sich dabei zum Beispiel eine Muskelverhärtung, kann diese gezielt besprochen werden. Oft sind Stress oder eine innere Verhärtung in Bezug auf den aktuellen Lebensweg darin verborgen.

SCHUTZ VOR FREMDENERGIEN

Wenn wir uns berufen fühlen, mit feinen Energien zu arbeiten, ist es notwendig, sehr gut für sich zu sorgen. Wir wollen ja nicht der Mülleimer für die Belastungen anderer werden. Das wäre nicht zu ertragen.

Und doch kommt es immer wieder vor, dass ein sensitiver Mensch sich von anderen Energien überwältigt fühlt. Dies kann auf unterschiedliche Art geschehen. Vielleicht kennen Sie das auch ein wenig aus Ihrem Alltag. Wenn Sie mit Menschen zusammen sind, die Fröhlichkeit und Freude ausstrahlen, überträgt sich diese Fröhlichkeit und Freude auch auf Sie. Sie fühlen sich bald ebenfalls voller Freude. Umgekehrt funktioniert es genauso. Sind Sie mit Menschen zusammen, die schlecht gelaunt sind und eine Missstimmung verbreiten, fühlen Sie sich bald in dieser Gesellschaft nicht mehr wohl, verlieren eventuell selbst Ihre gute Stimmung oder fühlen sich ausgelaugt. Diese Erschöpfung entsteht, wenn wir auf energetischer Ebene versuchen, diese belastenden Energien von uns fernzuhalten.

Es ist daher wichtig, sich ganz bewusst zu schützen. Dies gilt besonders für Menschen, die sensitiv auf Stimmungen und Eindrücke reagieren und gegebenenfalls hellsichtig oder hellfühlig sind. Die Erzieherin meines ältesten Sohnes litt sehr darunter, dass sie den Fluss der Informationen, die sich im Kontakt mit den Kindern zeigten, nicht steuern und auch nicht abblocken konnte. In ihr zeigte sich das Wissen um Belastungen aus der Vergangenheit genauso wie um mögliche Zukunftsereignisse. Nach einigen Jahren war sie dem nicht mehr gewachsen und musste ihren Beruf aufgeben. Doch in ihren Jahren als Erzieherin war diese Gabe sehr wertvoll, denn sie konnte stets rechtzeitig positiv auf die Familien einwirken.

Ich möchte Ihnen daher gerne einige Übungen vorstellen, mit denen Sie sich vor der Übernahme von Fremdenergien und vor zu starken Belastungen schützen können. Außerdem ist es sinnvoll, sich nach einer energetischen Arbeit auch wieder zu reinigen. Dies gilt besonders dann, wenn Sie mit Aufstellungen arbeiten und gegebenenfalls in die Rolle einer anderen Person schlüpfen.

Übungen bei Tagesbeginn

Wenn Sie ein sensibler Mensch sind oder sich im Laufe Ihres Lebens sensibilisiert haben, werden Sie feststellen, dass der Kontakt zu Menschen sehr anstrengend sein kann. Wenn Sie täglich mit sehr vielen Menschen zusammen sein müssen, sind Sie gegebenenfalls abends sehr erschöpft. Wenn Sie in einem Beruf arbeiten, bei dem Sie Menschen berühren, in der Pflege oder als Physiotherapeut, kann diese Erschöpfung besonders ausgeprägt sein. Dann muss Ihr System wahrscheinlich viel Energie dafür aufwenden, Informationen von Ihnen fernzuhalten, wenn diese nicht relevant für Ihre aktuelle Arbeit sind.

Es ist also sinnvoll, sich schon bei Tagesbeginn in einen Schutzmantel zu hüllen. Dies kann auf unterschiedliche Art und Weise geschehen.

Schutzkleidung anziehen

Ich kenne eine Frau, die macht Folgendes: Bevor sie das Haus verlässt, stellt sie sich an einen Kleiderhaken, den sie extra dafür angebracht hat und an dem keine sichtbare Kleidung hängt. So als würde sie einen wirklichen Mantel vom Haken nehmen, greift sie dorthin und sagt zu sich: „Ich ziehe meinen Schutzmantel an, der mich vor allen fremden Energien außerhalb meines Hauses schützt. Ich setze meinen Energiehut auf und ich ziehe meine Energiestiefel an. Ich trage Energiehandschuhe. Keine fremde Energie darf an mich herantreten."

Durch dieses kleine Ritual weiß ihr Unterbewusstsein, dass sie jetzt keine Informationen auf feinstofflicher Ebene empfangen möchte. Da uns unser Unterbewusstsein immer in dem unterstützt, was wir wollen, wird es deshalb dafür sorgen, dass diese Informationen nicht an uns herantreten. Nebenbei bemerkt: Unser Unterbewusstsein denkt immer, wir wollten etwas

Bestimmtes, wenn wir etwas sehr oft in Gedanken wiederholen. Wenn Sie sich also viele Sorgen machen, Sie könnten krank werden, denkt Ihr Unterbewusstsein, das sei Ihr Ziel. Richten Sie also Ihre Aufmerksamkeit auf das, was Sie wirklich wollen!

Morgengebete

Auch ein Morgengebet kann dazu dienen, einen Schutz für den Tag aufzubauen. Sie können das Gebet an einen ganz bestimmten Heiligen richten oder auch andere Naturkräfte. Wählen Sie das Gebet, mit dem Sie sich wohl fühlen.

Mein persönliches Morgenritual

Auch hier ist es hilfreich, ein Ritual zu entwickeln. Ich habe zum Beispiel einen kleinen Teppich von 40 × 50 cm, auf den ich mich stelle. Er liegt vor einem Fenster, sodass ich hinaus sehen kann, in die Natur.

Ich spreche, mit der linken Hand auf meinem Herzchakra und dem rechten Arm nach oben ausgestreckt:

Hier bin ich, Kind von Geist, Geist von Geist. Ich grüße alle hilfreichen Ahnen und alle schützenden Kräfte, die mich heute begleiten und jegliche unerwünschte Energie von mir fernhalten. Ich danke für den Schutz der mir gewährt wird. Ich bin im Herzen mit euch verbunden.

Ich stelle mir dabei vor, wie ein helles Licht über meine ausgestreckte Hand in mich hinein fährt und über meine Füße und meine Energiewurzeln hinein in Mutter Erde. Dann nehme ich das unsichtbare Licht in meine Hand und führe von oben nach unten eine Spirale um meinen Körper.

Morgengebet in der Natur

Dieses Gebet spreche ich gerne, wenn ich draußen bin, zum Beispiel an einem frühen Sommermorgen. Dann stelle ich mir vor, wie ein helles Licht aus dem Kosmos die kleine Kugel Erde einhüllt. Im nächsten visuellen Schritt stelle ich mir die Erde aus der Vogelperspektive vor und betrachte, wie das Licht über die Landschaft fließt. Im letzten Schritt erreicht das Licht mich und umhüllt und durchdringt mich.

Mutter Erde, ich sehe dich im Herzen. Geschwister Pflanzen und Tiere, ich sehe euch im Herzen. Ich bin ein Teil von euch. Mögen wir alle behütet sein in Liebe zueinander.

Die christlichen Kirchen kennen eine Reihe von Gebeten, die am Morgen gesprochen werden. Sie sind ein Dank dafür, die Nacht mit ihrer Dunkelheit überstanden zu haben, und eine Bitte um Schutz für den neuen Tag.

Das Licht Gottes

Das Licht Gottes umgibt mich! Die Liebe Gottes umhüllt mich! Die Gegenwart Gottes wacht über mir! Die Kraft Gottes strömt durch mich! Wo immer ich bin, ist Gott! Amen.

Morgengebet

Herr Jesus Christus, ich danke dir, dass du mich in der vergangenen Nacht vor allen Gefahren beschützt hast, dass du immer bei mir warst und für mich gesorgt hast! Sei nun bitte auch an diesem heutigen Tag wieder bei mir, schütze mich vor allem Bösen und halte alle Versuchungen fern von mir! Hilf mir, dir immer ähnlicher zu werden und nach deinem Willen zu handeln. Erfülle mich mit deinem Heiligen Geist und zeige mir, wo ich heute gebraucht werde und Gutes tun kann! Gib du mir Kraft, Mut und Stärke für den Tag. Ihr Engel und Heiligen alle, bittet für mich. Amen.

Bekannt ist auch das Gebet nach Psalm 23

Der Herr ist mein Hirte,
mir wird nichts mangeln.
Er weidet mich auf einer grünen Aue
und führet mich zum frischen Wasser.
Er erquicket meine Seele.
Er führet mich auf rechter Straße
um seines Namens willen.
Und ob ich schon wanderte im finstern Tal,
fürchte ich kein Unglück;
denn du bist bei mir,
dein Stecken und Stab trösten mich.
Du bereitest vor mir einen Tisch
im Angesicht meiner Feinde.
Du salbest mein Haupt mit Öl
und schenkest mir voll ein.
Gutes und Barmherzigkeit
werden mir folgen mein Leben lang,
und ich werde bleiben
im Hause des Herrn immerdar.

Gebet zum Schutzengel

Engel Gottes mein Beschützer,
Gott hat dich gesandt, mich zu begleiten.
Erleuchtete, beschütze, leite und führe mich.
Amen

Schild von Shambhala

Im tibetischen Buddhismus ist Shambhala der Name für ein mystisches Königreich, welches verborgen in Zentralasien liegen soll. Es findet in diversen antiken Texten Erwähnung, die aus Zeiten stammen, welche vor dem tibetischen Buddhismus lagen. Dazu zählen die einzigartigen Shangshung-Texte.

Der „Schild von Shambhala" ist eine Mudra, also eine Handgeste, die den Ausführenden vor geistigen und körperlichen Gefahren schützen soll. Er dient ganz besonders als Schutz vor Verletzungen der Aura, da er das Energiefeld stärkt, das den Übenden umgibt. Auch die körpereigene Abwehr kann positiv beeinflusst werden, wenn diese Mudra gleich zu Beginn unangenehmer Symptome (z.B. einer Erkältung, Kopfschmerz u. Ä.) eingesetzt wird.

So bauen Sie Ihren Schutzschild auf: Halten Sie Ihre linke Hand geöffnet. Alle Finger sind gestreckt fest gegeneinander gedrückt. Die rechte Hand wird zu einer Faust geballt, bei der der Daumen außen quer auf den Fingern liegt. Drücken Sie diese Faust nun fest gegen die Innenfläche der linken Hand. Ihre Ellenbogen zeigen dabei zur Seite und liegen nicht am Körper an.
Halten Sie diese Mudra vor Ihre Brust und atmen Sie einige Minuten tief und gleichmäßig.

Die tiefe, ruhige Atmung ist besonders wichtig bei dieser Mudra und verstärkt die Wirkung. Lassen Sie die Schultern entspannt, schließen Sie die

Augen und richten Sie Ihre Aufmerksamkeit auf Ihre innere Stärke. Es mag sein, dass Sie sich gerade gar nicht so stark fühlen, doch Ihr Unterbewusstsein deckt Erinnerungen an vergangene Situationen, in den Sie Stärke empfunden haben, auf und reaktiviert diese.

Visualisierungsübung: Ziehen Sie diese Mudra vor dem Körper, vom Wurzelchakra bis über den Kopf hoch und visualisieren Sie den starken Schild, der sich vor Ihnen aufbaut, z.B. wie der eines Ritters oder wie ein Energieschild aus einem Raumschiff-Film.

Gebet zum Schild von Shambhala

Schild von Shambhala, schütz mich
vor Krankheit, Pein und schlechten Einflüssen.
Halte fern, was mir nicht gut tut. Danke.

Ganz gleich, welches Ritual Sie sich überlegen, um sich zu schützen, führen Sie es bitte regelmäßig aus. Es ist gerade die Regelmäßigkeit, die die Wirksamkeit unterstützt.

Schutz mit Salz

Besonders in den Raunächten führe ich ein Ritual durch, mit dem ich mein Haus vor Energien schütze, die nicht eingeladen sind, es zu betreten. Ich gebe ein naturbelassenes Steinsalz in eine Schale und füge gegebenenfalls noch ein paar Kräuter hinzu. Mit einem Stößel reibe ich in einer meditativen Umgebung das Salz links herum. Dazu spreche ich Sätze wie:

Salz, Salz sammle Kraft, bringt den Schutz in deine Macht. Halte fern was nicht gewünscht. Schließt die Türen und Fenster vor denen, die nicht eingeladen sind.

Wenn ich mit dieser Vorbereitung fertig bin, streue ich das Salz auf die Türschwellen und von außen auf die Fensterrahmen oder Fensterbretter. Dabei wiederhole ich meine Sprüche.

Die Reinigung

Wenn wir Energiearbeit durchführen und in Berührung mit Fremdenergien kommen, ist es wichtig, dass wir auch einige Reinigungsrituale kennen.

Wenn Sie vielleicht schon einmal ein einer Aufstellung teilgenommen und dabei auch eine Rolle übernommen haben, wissen Sie, was die Übernahme einer fremden Energie mit Ihnen machen kann. Sie haben dann etwas wahrgenommen, was gar nicht Ihrer Persönlichkeit und Ihrer Welt entspricht. Es waren Eindrücke und Gefühle

aus einem anderen Leben. Diese Energien müssen hinterher auch wieder gelöst werden, damit Sie erneut vollständig in Ihrem eigenen Selbst sein können. Als Hellinger damals mit der Familienaufstellung begann, fehlte am Ende häufig ein Ritual der Reinigung; manche Menschen fühlten sich, nachdem sie in dieser Arbeit eine Rolle übernommen hatten, hinterher noch tagelang verwirrt und nicht ganz als sie selbst.
Wenn Sie also energetische Heilarbeit ausführen, achten Sie bitte auf sich selbst. Es gibt einige ganz einfache Reinigungsrituale die sehr wirkungsvoll sind. Diese stelle ich Ihnen im Folgenden vor.

Das Ausstreichen der Aura

Diese Übung wirkt noch etwas intensiver als das Auraglätten, das Sie schon kennengelernt haben.

_Stehen Sie locker mit hüftbreitem Beinabstand. Beugen Sie sich nach unten zu den Füßen. Die Knie dürfen dabei ganz locker sein.
_Streichen Sie mit den Handflächen von den Fußknöcheln aus entlang der Innenseiten an den Beinen entlang und über den Vorderkörper aufwärts. Am Kinn angekommen drücken Sie für einen Moment auf den Punkt in der Kinnmitte, KG 24. Das ist ein wichtiger Akupunkturpunkt, der den Würgereiz und den Speichelfluss reduziert. Hypersensible Behandler verspüren nach einer Energiearbeit gelegentlich ein leichtes Unwohlsein durch den Kontakt mit der fremden Energie.

Sollte Ihnen eher schwindelig werden oder ein Gefühl von Schwäche entstehen, drücken Sie den Punkt LG 26 unter der Nase.
_Legen Sie anschließend Ihre Hände auf den unteren Rücken. Streichen Sie nun vom Steißbein aus den Rücken hinauf, so hoch, wie Sie können. Heben Sie dann die Hände über und hinter den Kopf zwischen die Schulterblätter und streichen Sie den restlichen Rücken hinauf, über den Scheitel und das Gesicht, bis Sie wieder am Punkt unter der Nase oder am Kinnpunkt ankommen. Dieser wird wieder gedrückt.
_Legen Sie die rechte Hand in die linke Achsel und streichen Sie nun aus der Achselhöhle heraus die Arme herunter, über die Handinnenfläche sowie die Hand- und Armoberseite zur Schulter. Drücken Sie das Ohrläppchen kurz und fest. Wechseln Sie zum anderen Arm.
_Zum Schluss streichen Sie von den Achseln aus an der Körperaußenseite schwungvoll nach unten und atmen laut auf „Huu" aus. Mit dieser Art der kräftigen Ausatmung lösen wir eine Menge belastender Energien.

Dies bitte 3-mal wiederholen.

Reinigung mit Rauch

Das Räuchern ist eine der ältesten Anwendungen zur Reinigung von Räumen und auch der eigenen Aura. Sie können für das Räuchern Räucherstäbchen einsetzen oder in einer feuerfesten Schale eine Räuchernkohle entzünden und dann Harze und Kräuter darauf legen.

Wenn Sie sich selbst räuchern, stellen Sie die Schale so auf den Boden, dass ihre Hitze nichts darunter verbrennen kann. Mancher vergisst, dass es nicht nur oben heiß ist.
Stellen Sie sich nun breitbeinig über die Schale und lassen Sie den Rauch an sich hinaufsteigen. Sprechen Sie dazu einen Spruch, ähnlich wie den folgenden:

Mit diesem Rauch steigt alles auf,
was nicht zu mir gehört.
Mit diesem Rauch bin ich rein.
Dieser Rauch löst alles aus meinem Energiefeld,
was nicht gesund für mich ist.
Rauch, Rauch löse auf, steig hinauf, mache rein,
alles fein.
Alles, was ich nicht mehr brauche,
übergebe ich dem Rauch.

Finden Sie Ihre eigenen Worte!

Sie können mit der Räucherschale und einer Feder oder einem kleinen Fächer auch Ihre Räume räuchern und so von allen Fremdenergien befreien. Ich gehe regelmäßig mit einer Räucherschale durch mein Haus. Besonders in den Raunächten führe ich Reinigungs- und Schutzrituale durch.

Im Internet finden Sie viele Angebote für Kräutermischungen, die zum Räuchern verwendet werden können. Unterschiedliche Kräuter werden für unterschiedliche Zielsetzungen eingesetzt. Schön ist es, wenn Sie heimische Kräuter einsetzen und diese vielleicht selbst gesammelt haben.

Vom *Johanniskraut,* das die Sonnenkraft speichert und einen feinen und würzigen Duft hat, verwendet man die Blüten. Sie sollen harmonisierend, Angst lösend und stimmungsvoll wirken.

Von der *Kamille* wird die Blüte oder das ganze Kraut verwendet. Es entsteht ein warmer, süßlicher Duft. Auch die Kamille wirkt sich positiv auf die Stimmung aus.

Die *Königskerze* mit ihren leuchtend gelben Blüten wirkt innerlich aufrichtend und baut Spannungen ab. Sie reinigt Räume von störenden Energien. Verwendet werden die Blüten. Ihr Duft ist warm und erinnert an Honig.

Die *Schafgarbe* soll Weisheit, Leichtigkeit, Gelassenheit und Intuition fördern. Verwendet werden die feinwürzig duftenden Blüten und Stängel.

Auch die *Zitronenmelisse* wirkt stimmungsaufhellend. Da ihr Duft schnell verfliegt, bietet es sich an, sie mit Harzen zu mischen. Sie können selber *Harze* an Bäumen sammeln. Der ausgetretene Saft des Baumes verhärtet auf der Borke und kann abgebrochen werden. Gehen Sie mit offenen Augen durch die Landschaft, dann finden Sie Harze besonders an Kiefern und an Kirschbäumen.

Ihr örtlicher Imker kann Ihnen mit etwas reinem *Propolis* ein schönes Geschenk machen. Propolis dient der Desinfektion des Bienenstocks und wird von den Bienen aus verschiedenen Substanzen und Wachs hergestellt. Die vom Bienenstock abgekratzten rötlichen Stückchen lassen sich wunderbar räuchern, ich verwende sie regelmäßig in meinen Mischungen. Natürlich nutze ich Propolis von meinen eigenen Bienen.

Besonders beliebt ist das Räuchern mit weißem *Salbei und Weihrauch*. Diese Mischung wird häufig benutzt, um Räume zu reinigen, die lange nicht bewohnt waren oder bei denen man spürt, dass in diesen Räumen einfach kein gutes Wohnen ist, wenn sich die Energie nicht verändert. Wenn Sie also eine neue Wohnung oder ein neues Haus beziehen, räuchern Sie ruhig alles mehrmals kräftig durch und beziehen Sie auch Außenanlagen wie einen Balkon oder einen Garten mit ein.

Weltweit ist der *Beifuß* zu finden. In Europa, Asien, Nordamerika und Nordafrika ist er in unterschiedlichen Gattungen bekannt. So ist es nicht verwunderlich, dass der Beifuß als Kraut weltweit bei Hausräucherungen eingesetzt wird. Hinweise auf die Anwendung von Beifuß finden sich in vielen Kulturen und in archäologischen Funden.

Der österreichische Schriftsteller Hans Sterneder (1889–1981), der auch als Mystiker bekannt war, schrieb 1929: *„Die Menschen würden viel besser und gütiger, uneigennütziger und friedfertiger, mit einem Wort: viel glücklicher werden, wenn sie mehrmals in der Woche in ihren Behausungen Weihrauch oder sonst ein Räucherpulver entzündeten, denn jeder Mensch zieht durch selbstsüchtige Gedanken Dämonen und niedere Wesen in sein Haus, die ihrerseits durch ihre Strahlung wieder den Geist der ganzen Familie nachteilig beeinflussen."*

Wir würden das heute anders formulieren. Doch Sie haben sicherlich selbst schon erlebt, wie sich eine schlechte Stimmung übertragen oder in einer Wohnung festgesetzt hat. Ob Sie das nun mit Geistern und Dämonen in Verbindung bringen wollen, überlasse ich gerne Ihrer eigenen Weltvorstellung.

Reinigung mit Klang

Ich arbeite häufig mit meinen Rasseln und nutze sie auch zum Reinigen. Ich habe das Vorgehen ja schon bei der Gürtelrose beschrieben. Sie können auch sich selbst mit einem Klanginstrument reinigen. Erzeugen Sie Klang und verteilen Sie den Klang um sich herum. Das kann auch mit einer Flöte, einer Triangel oder Klanghölzern geschehen. Wer mag, benutzt seine Trommel.

Sprechen Sie auch hier wieder einen Satz, ähnlich denen, die ich oben beim Rauch aufgeführt habe. Wenn ich in meinen Kursen keinen Rauch für eine Reinigung einsetzen kann, so nutze ich häufig den Klang. Meine Teilnehmer sind immer wieder erstaunt, dass sie den Klang und seine Wirkung auch spüren können.

Reinigung mit Wasser

Reinigung mit Wasser ist eigentlich ganz klassisch. Wer die Möglichkeit hat, sich Wasser aus einer frischen Quelle zu besorgen, dem empfehle ich, dies zu tun und immer ein bisschen frisches Quellwasser in einer Flasche auf einer „Blume des Lebens" als Untersatz bereit zu halten.

Sie können das Wasser in eine Schale geben und mit Blüten ergänzen. Tauchen Sie Ihre Hände in die Schale. Es reicht, dass die Hände nass sind. Sie müssen sich nicht selbst vollständig durchnässen. Führen Sie die Hände um sich herum durch Ihre Aura und sprechen Sie wieder Ihre reinigenden Sprüche.

Ein paar Stückchen Edelschungit energetisieren das Wasser zusätzlich. Ihm wird bescheinigt, bei der Regeneration behilflich zu sein, alte Gewohnheiten und destruktives Verhalten zu lösen sowie Verlust- und Zukunftsängste zu heilen.

Auf körperlicher Ebene fördert der Schungit den Stoffwechsel und die Ausscheidung und wirkt generell entgiftend. Als Handstein schenkt er neue Kraft.

Reinigung mit Zweigen

Das sanfte Abklopfen und Abwischen des Körpers mit Zweigen, besonders Zweigen der Birke, ist ebenfalls ein bekanntes Reinigungsritual.

Die Vorgehensweisen ähneln sich. Klopfen Sie mit den Zweigen den Körper ab und sprechen Sie Ihr Gebet dazu.

Leerräume füllen

Wenn ein Raum oder ein Energiefeld gereinigt ist, entsteht ein Leerraum. Ein natürliches Prinzip besagt, dass Leerräume sich wieder füllen, damit kein Ungleichgewicht entsteht. Nun wollen Sie sicherlich nicht dem Zu-

fall überlassen, womit sich der Raum füllt. Schöner ist es, wenn Sie das selbst bestimmen.
Auch hier helfen kleine Gebete und Heilsprüche. Horchen Sie in sich hinein, welche Energie oder welche Kraft Sie hier gerne hätten.

Liebe komm, groß und frei
Eil' herbei!
Nimm Besitz von diesem Raum,
manifest aus dem Traum.
Gottes Kraft, du sollst schützen,
allen nützen!

Dies wäre ein möglicher Spruch, der nach einer Reinigung Anwendung finden kann.
Jedes Schutzgebet und jeder gute Wunsch und Segen tut es auch.

Sei gesegnet, nun bereit,
gehe nun in Lebensfreud.
Licht der Quelle nun befüllt,
das was leer war, Schutz umhüllt.

Ich bin sicher, es zu jeder Situation wird In Ihnen das passende Wort entstehen.

PRAKTISCHE ANWENDUNG DER HEILGEBETE

Nun wollen wir uns damit beschäftigen, das neu erworbene Wissen über Heilgebete und Heilrituale anzuwenden. Mit der Zeit wird sich Routine einstellen. Sie werden ein paar Lieblingsgebete kennen, die sich in Ihrer Arbeit als hilfreich erwiesen haben, und die Sie regelmäßig anwenden wollen.

Ich habe mir die Gebete der 14 Heiligen Nothelfer und einige weitere Gebete auf kleine Kärtchen gedruckt und diese laminiert. So konnte ich mir gerade in meiner Anfangszeit, als ich die Gebete noch nicht so sicher wusste, immer ein Kärtchen an die Seite legen, um das Gebet abzulesen. Sie werden merken, später ist das nicht mehr notwendig, da sich die richtigen Worte einfach in Ihrem Kopf einstellen.

Wenn Sie Zweifel haben, ob die Heilgebete, die Sie sprechen, wirklich erfolgreich sind, dann ist es zuerst notwendig, diesen Zweifel zu lösen. Ein Zweifel ist immer ein Stolperstein auf dem Weg der Heilung. Die schon beschriebene Klopftechnik, die ich den Klienten häufig als Hausaufgabe mitgebe, kann auch hier sehr hilfreich sein. Probieren Sie doch dann folgende Übung aus:

Zweifel lösen durch Handkanten klopfen

Mit den Fingern der einen Hand klopfen Sie auf der sogenannten Karatekante, in Höhe des Grundgelenkes des kleinen Fingers, und sprechen dabei folgende Sätze:

Ich zweifle, dass ich das mit dem Besprechen überhaupt kann.
Ich zweifle daran, dass Heilgebete überhaupt wirkungsvoll sind.
Wenn ich das mache, wirkt das bestimmt nicht.
Ich werde mich jetzt bestimmt blamieren.

Vielleicht fällt Ihnen ja noch in eigenen Worten ein, was Sie hier aussprechen möchten.

Nachdem Sie all Ihre Zweifel und Bedenken ausgesprochen haben, wechseln Sie zur anderen Hand und klopfen dort genauso. Doch diesmal sprechen Sie Sätze der Bestätigung und Ermutigung aus:

Ich bin bereit, mich darauf einzulassen.
Jeder Mensch trägt diese Fähigkeit in sich, auch ich.
Ich vertraue den spirituellen Begleitern,
den geistigen Kräften, die hier wirken.
Ich erlaube mir selbst, Medium für Heilung zu sein.
Ich übe diese Heilkunst voller Vertrauen
und Zuversicht.
Das Leben hat mich hier her geführt, also ist das für mich bestimmt.

Auch hier finden Sie sicher Ihre eigenen Worte. Meine sollen Ihnen nur als Beispiel dienen.

Wiederholen Sie diese Übung jeden Tag mehrmals, bis Sie in sich spüren, dass Sie dem, was Sie tun wollen, vertrauen. Erst dann empfangen Sie Ihren ersten Klienten. Sorgen Sie für einen Ort, an dem Sie ungestört sind in der Zeit, die Ihr Klient bei Ihnen verbringt. Wenn Sie Haustiere besitzen, ist es wichtig, vorher gegebenenfalls Ängste oder Allergien abzuklären. Man kann sich auch draußen treffen. Doch auch dort sollten Sie ungestört sein.

Üben Sie dann Ihre Rituale aus, um sich an Ihre geistigen Kräfte anzubinden und sich zu schützen. Ich mache das in der Regel, bevor der Klient kommt, doch nicht immer ist mir das zeitlich möglich. Wenn der Klient also schon bei mir im Sessel sitzt, dann erkläre ich ihm, was ich machen werde, und bitte ihn, die Augen zu schließen und sich ebenfalls mit seiner eigenen spirituellen Welt zu verbinden.

Zuvor, im Rahmen der Begrüßung, habe ich natürlich schon ein paar Fragen gestellt, zum Beispiel, wie lange die Warzen bereits da sind, welche Art von Beschwerden auftreten oder bei Gürtelrose auch, ob dies die erste Gürtelrose ist, und ob gerade Medikamente eingenommen werden. Auch ist es bei Gürtelrose wichtig zu wissen, wie lange diese besteht. Eine Gürtelrose, die schon älter als eine Woche ist und schon intensiv medikamentös behandelt wurde, braucht auch eine etwas intensivere Art der Besprechung. So ist zumindest meine Erfahrung.

Handelt es sich um Warzen oder Flechten auf der Haut, sowie offene Stellen, die schlecht heilen, so beginne ich nun einfach, meine Heilgebete zu sprechen und meine Hände über das Areal zu halten oder mit etwas Abstand in der Aura zu bewegen.

Bei Gürtelrose arbeite ich zunächst mit meiner Rassel. Leise singend bewege ich die Rassel um den Klienten herum und ganz besonders über die erkrankten Bereiche. Was ich dabei singe, entsteht in meinem Kopf. Es beinhaltet immer die Aufforderung einzusammeln, was nicht dorthin gehört, sowie Heilendes und Liebendes auszustreuen. Ich kann an meiner Rassel, an ihrem Klang hören, wie lange dieser Teil der Heilarbeit dauern muss. Der Klang verändert sich.

Eine Kollegin von mir arbeitet in diesem Fall mit einer kleinen Trommel. Sie sagt, die Resonanz der Trommel verändere sich und die Art und Weise, wie der Schlägel vom Trommelfell zurückgeschlagen wird. Andere bewegen Birkenzweige über das erkrankte Areal oder nutzen Heilsteine. Bei Nervenschmerzen ziehe ich diese mit einem Bergkristall heraus.

Sie können bei Gürtelrose auch einfach Ihre Hände über dem Bereich der Erkrankung wirken lassen. Sie werden Ihren eigenen Weg finden! Ich habe in meinem Leben immer wieder erfahren, dass mir das, was ich tun soll, gezeigt wird. Haben Sie Vertrauen!

Eine Kollegin von mir arbeitet überwiegend mit liegenden Klienten. Während sie das Besprechen durchführt, umfasst sie die Fußgelenke der Person. Auch das ist eine Möglichkeit.

Wenn ich mit den 14 Heiligen Nothelfern arbeite, und in der Regel beginne ich bei meinen Sprüchen mit Ihnen, dann wende ich zuerst das allgemeine Gebet der 14 Heiligen Nothelfer an. Mit diesem Gebet werden alle 14 Heiligen Nothelfer gerufen. Darauf folgt das Gebet der heiligen Barbara, das grundsätzlich für die Reinigung eingesetzt wird. Dann folgen ein oder zwei Gebete, die ganz speziell sind, also ein Gebet für Warzen, Flechten, Schmerzen oder Gürtelrose.

Wenn es sich richtig anfühlt, ergänze ich noch mit ein paar Worten, die sich dann in meinem Kopf zeigen. Bei Warzen unter den Füßen rufe ich häufig den heiligen Christophorus hinzu und bitte ihn, den Weg zu ebnen. Der heilige Christophorus ist unter anderem der Schutzheilige der Reisenden. Jeder Schritt in unserem Leben ist auch eine Reise.

Zum Schluss spreche ich einen Segen über dem Kopf des Klienten und singe ein Mantra. Das müssen Sie aber nicht. Rituale zu kopieren, macht wenig Sinn. Auch Ihr Abschluss, der für Sie richtig ist, wird sich Ihnen eröffnen.

Im Anschluss setze ich mich meinem Klienten gegenüber hin und lasse sein ganzes Sein auf mich einwirken. Dabei frage ich in meinem Innern: Was ist dein heilender Satz? Aus der Antwort ergibt sich dann der Klopfsatz, den ich auf eine Karte schreibe und mitgebe.

Über Warzen streiche ich oft mit einer halbierten Zwiebel, Kartoffel oder einem Stück Apfel. Die soll der Klient dann vergraben und vergessen. Ich sage dazu: „Vergraben Sie dies und vergessen Sie es, so wie Sie die Warze vergessen. Es kehrt alles zurück zu Mutter Erde."

Gerne nutze ich Baumperlen. Das sind kleine rundliche Auswüchse an Baumstämmen, mit denen Bäume etwas Störendes verkapseln und nach außen geben.

Flüche und Eide lösen

Wenn ein Klient immer wieder verunfallt oder ihm andere ungünstige Umstände zustoßen, bei denen man denken könnte: „Soll hier jemand bestraft werden?", dann kann es sein, dass sich hier Kräfte zeigen, die aus einer anderen Zeitlinie noch etwas bereinigen wollen.

Da wir die Ursache dieser Umstände nicht zurückverfolgen können, ist es hilfreich, dem Klienten einen lösenden Spruch mitzugeben, den er in Kombination mit dem Thymusklopfen einsetzt und mehrere Wochen lang, mindestens bis zum nächsten Vollmond, spricht:

Ich rufe hiermit alle meine nicht eingehaltenen Versprechen und Eide zurück, die ich meinen Ahnen und anderen hier und in früherer Erscheinungsform je gegeben habe, aber nicht einhalten konnte. Ich bitte um Vergebung. Ich löse mich jetzt von dieser Energie und allen damit verbundenen Verflechtungen. Wenn es noch etwas gibt, das ich im energetischen Bereich tun muss, um auf spiritueller Ebene wieder vollkommen rein zu sein und frei von Schuld, dann bin ich bereit, es heute Nacht in meinen Träumen zu tun. Ich bitte mein Höheres Selbst, alle hilfreichen spirituellen Kräfte an meine Seite zu stellen und mich mit heiligem Licht zu erfüllen.

Die kleine Tochter meiner Freundin erlebte immer wieder äußerst seltsame Unfälle und Umstände. Sie stürzte urplötzlich vom Fahrrad, wurde von einem eben noch friedlich neben seinem Herrchen sitzenden Hund verfolgt und gebissen ... eigentlich verging keine Woche, in der ihr nicht etwas zustieß. Für ein achtjähriges Mädchen war das äußerst belastend. Meine Freundin erlaubte ihren Kindern immer, die geistige Welt wahrzunehmen. Anders als in meiner Kindheit durfte sie äußern, was sie sah oder hörte. Daher war sie auch aufgeschlossen, den lösenden Spruch durchzuführen.

Das ist jetzt drei Jahre her und die Unfälle haben aufgehört.

Der Segen für den folgenden Weg

Für mich persönlich ist der Segen, den ich spreche, bevor der Klient mich wieder verlässt, sehr wichtig.

Er gibt mir das Gefühl, diesen Menschen mit Liebe und neuer Zuversicht in sein Leben hinauszuschicken.

Das gilt besonders auch für die Arbeit mit Kindern. Kinder haben sehr oft Warzen unter den Füßen, wenn der nächste Entwicklungsschritt ansteht, oder Warzen an den Händen, wenn es Ihnen schwer fällt, das Leben wirklich zu greifen.

Wenn es Ihnen noch schwerfällt, einen eigenen Segen zu formulieren, so habe ich hier ein paar schöne Beispiele für Sie:

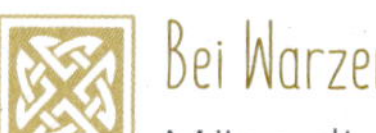

Bei Warzen

Möge die Straße dir entgegeneilen,
möge der Wind immer in deinem Rücken sein.
Möge die Sonne warm auf dein Gesicht scheinen
und der Regen sanft auf deine Felder fallen.
Und bis wir uns wiedersehen,
halte Gott dich im Frieden seiner Hand.
(aus Irland)

Gott sei vor dir

Gott sei vor dir, wenn du den Weg nicht weißt.
Gott sei neben dir, wenn du unsicher bist.
Gott sei über dir, wenn du Schutz brauchst.
Gott sei in dir, wenn du dich fürchtest.
Gott sei um dich wie ein Mantel, der dich wärmt und umhüllt.

Auf Gottes Weg

Möge Gott auf dem Weg,
den du vor dir hast, vor dir hergehen.
Das ist mein Wunsch für deine Lebensreise.
Mögest du die hellen Fußstapfen des Glücks finden.
(aus Irland)

Schutzengel

Dein Schutzengel sei vor dir,
um dir den rechten Weg zu weisen.
Dein Schutzengel sei neben dir,
um dich in die Arme zu schließen,
und dich zu schützen.
Dein Schutzengel sei hinter dir,
um dich zu bewahren
vor Not und Gefahr.
Dein Schutzengel sei unter dir,
um dich aufzufangen, wenn du fällst,
damit dir kein Leid geschieht,
Dein Schutzengel sei bei dir,
um dich zu trösten,
wenn du traurig bist.
(aus Irland)

Bei Gürtelrose

Nimm dir Zeit zum Träumen,
das ist der Weg zu den Sternen.
Nimm dir Zeit zum Nachdenken,
das ist die Quelle der Klarheit.
Nimm dir Zeit zum Leben,
das ist der Reichtum des Lebens.
Nimm dir Zeit, freundlich zu sein,
Gott sei neben dir, wenn du unsicher bist.
das ist das Tor zum Glück.
(aus Irland)

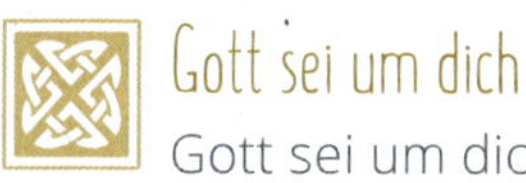

Gott sei um dich

Gott sei um dich
wie ein schönes Tuch
und eine wärmende Alpakadecke,
wenn Kälte dich blass macht
und Lieblosigkeit dich frieren lässt.
(aus Irland)

Sei gesegnet

Mögest du gesegnet sein,
mit Wärme in deinem Zuhause,
Liebe in deinem Herzen,
Frieden in deiner Seele
und Freude in deinem Leben.
(aus Irland)

Diese Segenssprüchen können Ihnen eine Anregung sein, eigene Segnungen zu entwickeln.

Ich rufe zu Kindern häufig auch Mutter Maria.

Mutter Maria,
geh mit diesem Kind und führe es
an deiner Hand.
Lass seine Engel in Liebe wirken und den Lebensweg
begleiten.
Lass es mutig voranschreiten und das Leben tanzen.

Oder:

 Ihr Heiligen und Engel,
führt (Vorname der Person) zurück zur Freude.
Zeigt ihm/ihr die lichtvolle Welt und
öffnet sein/ihr Herz für die Liebe.
(z.B. bei Gürtelrose)

Oder:

 Gehe mit Segen und Schönheit
in deinem Herzen,
erkenne Liebe und Freude in deiner Welt,
schenke das Licht deines Herzens,
sei dankbar für dein Sein in dieser Welt.

Vielleicht möchten Sie Ihre eigenen Segnungen ja in einem hübschen Büchlein notieren. Dann können Sie sich davon bei jeder Begegnung mit einem Heilsuchenden inspirieren lassen.

DIE GEISTER, DIE ICH RIEF

Wenn der Klient gegangen ist, ist es notwendig, am Ende eines Rituals die geistigen Kräfte zu verabschieden, die bei der Heilarbeit unterstützt haben. Auch ein kleines Geschenk mögen sie gerne. Ich nutze hierzu meine Rassel. Ich öffne ein Fenster, schlage meine Rassel und danke allen geistigen Kräften, die gekommen sind, die Heilung in meinem Klienten zu bewirken und mich zu unterstützen. Ich schenke ihnen einen Schluck Alkohol, den ich in die Luft puste, oder ein Lied, das ich singe. Dann gehe ich mit meiner Rassel zum Fenster und sage:

„Danke, geht jetzt, danke, geht jetzt, danke, geht jetzt, kommt wieder, wenn ich euch rufe."

Sie können dies auch mit einer Kerze und einer Feder machen und den geistigen Kräften den Weg nach draußen zeigen. Auch hier werden Sie Ihr eigenes Ritual entwickeln.

Nun wünsche ich Ihnen Licht und Liebe auf Ihrem Weg.

Ihre Andrea Christiansen

ANHANG

Quellen und Links

Weitere Informationen zu den Legenden um die 14 Heiligen Nothelfer finden Sie auf einer Webseite der Katholischen Kirche der Schweiz:
http://kath-zdw.ch/maria/14nothelfer.html

Verfahren der Komplementärmedizin
Beispiel: Heilung durch Gebet und geistiges Heilen. Ein Beitrag zur Diskussion.
Bundesgesundheitsbl – Gesundheitsforsch – Gesundheitsschutz (Springer Medizin Verlag 2006) · 49:788–795. DOI 10.1007/s00103-006-0009-5, Online publiziert am 24. Juli 2006

Clif Sanderson: Nowing nothing, living happy
Deutsche Ausgabe: Loslassen ... und heilen: Deep Field Relaxation (DFR) – die Tiefenfeldentspannung.
Kirchzarten bei Freiburg: VAK 2011
https://deepfieldrelaxation.com/de/

Tischgebete
https://www.liturgiekalender.de/impulse/gebetstexte-segenstexte/tischgebete.html
https://www.meine-gebete.info/morgengebete/

Kleines Stundenbuch. Im Jahreskreis. Morgen- und Abendgebet der Kirche aus der Feier des Stundengebets für die katholischen Bistümer des deutschen Sprachgebietes. Freiburg: Herder im Breisgau 1981.

http://gebetbuch.com/gebete/schutzgebete

https://www.jesus.de/christliche-sprueche-fuer-jeden-anlass/themen_die-15-schoensten-irischen-segens-wuensche/

Sabine Henning: Können Gebete heilen?
Amerikanische Studie mit 750 Herzpatienten belegt die Wirksamkeit von Gebeten. Die Welt, 18. Juni 2005; https://www.welt.de/print-welt/article676937/Koennen Gebete-heilen.html

Barbara und Hans Haider: Das große kleine Buch. Räuchern mit Kräutern und Harzen
Elsbethen: Servus Verlag 2014

Bücher von Andrea Christiansen

Das Balu-Prinzip: Versuch's mal mit Gemütlichkeit.
München: Nymphenburger 2008

Mehr Selbstvertrauen für Ihr Kind:
Mut und Stärke durch Fantasiereisen.
Stuttgart: Urania 2008,
Freiburg im Breisgau: Herder 2012

Metterschling statt Schmetterling:
Hilfe und Training bei Legasthenie, LRS und Dyskalkulie.
Stuttgart: Urania 2009

Lese- und Rechenkompetenz trainieren:
Hilfe bei Legasthenie, LRS und Dyskalkulie.
Neuauflage 2012

Mudras – Kompaktführer:
Finger-Yoga – Einfache Übungen mit großer Wirkung.
München: Irisiana 2012

Klopftechniken zum Lösen von Glaubenssätzen.
BOD 2012

Das kleine Buch des magischen Glücks.
BOD 2013

Mudras – Yoga für die Hände: Heilende Übungen für Körper und Seele. Buch mit 45 Karten.
München: Irisiana 2014

Bauchmassage: Wohlbefinden, optimale Verdauung und eine Straffung der Bauchmuskulatur.
Rottenburg: Kopp Verlag 2016

Heilen mit Mudras: Effektive Übungskombinationen für körperliche Gesundheit und spirituelles Wachstum.
München: Irisiana 2016

Auf schönen und gesunden Füßen: Schluss mit Hallux valgus und Co.
Kopp Verlag 2018

Yoga für die Augen: Mit einfachen Übungen die Sehkraft stärken.
München: Irisiana 2019

Wie hat Ihnen das Buch gefallen?
Teilen Sie gerne Ihre Meinung mit uns!

https://www.kamphausen.media/heilende-worte/t-9783958835641

Mit Liebe zum Detail und für die Umwelt

Die Übernahme von sozialer und nachhaltiger Verantwortung ist in unserem Denken und Handeln fest verankert. Daher achten wir bei der Auswahl unserer Inhalte auf Kompetenz, Relevanz, Sinnhaftigkeit und Qualität. So können wir mit Herz und Seele hinter unseren Büchern, Hörbüchern und Online-Angeboten stehen, die wir mit viel Liebe und Achtsamkeit bis ins letzte Detail fertigen.

 Wir drucken fast ausschließlich auf 100% Recyclingpapier

 Wir produzieren weitgehend klimaneutral

 Über 90% unserer Produkte fertigen wir in Deutschland

 Dadurch gewährleisten wir kurze Transportwege

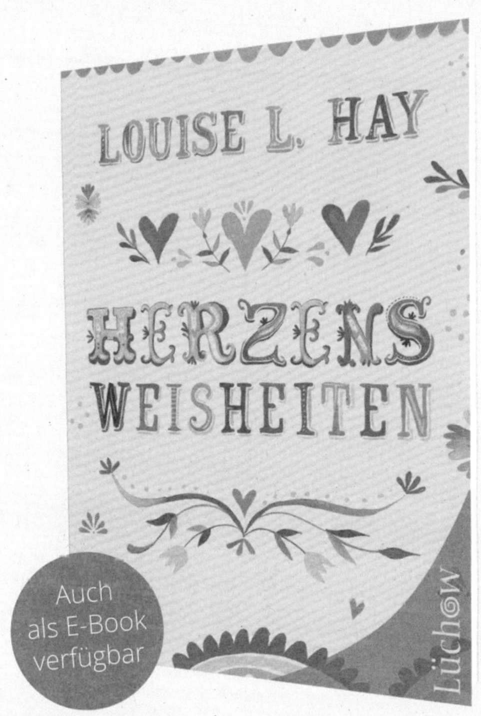

Dieses Buch bietet eine Zusammenstellung von Meditationen, spirituellen Heilweisen und Ausschnitten aus Vorträgen von Louise Hay.

Die Affirmationen und Gedanken sollen bei alltäglichen Problemen, Schwierigkeiten und Situationen führen und unterstützen.

Louise Hay
HERZENSWEISHEITEN
978-3-89901-647-5
248 Seiten · Softcover
16,95 € (D) · 17,50 € (A)

Lüchow